PATHOLOGIE DE LA RATE

PARIS. — IMP. SIMON RAÇON ET COMP., RUE D'ERFURTH 1.

PATHOLOGIE
DE LA RATE

PAR

Le Docteur G. PELTIER

ANCIEN INTERNE DES HOPITAUX DE PARIS, MEMBRE CORRESPONDANT

DE LA SOCIÉTÉ ANATOMIQUE

PARIS

ADRIEN DELAHAYE, LIBRAIRE-ÉDITEUR

PLACE DE L'ÉCOLE-DE-MÉDECINE

1872

PRÉFACE

La pathologie de la rate présente d'assez grandes difficultés ; la structure intime, les fonctions de cet organe ne sont encore qu'imparfaitement connues, malgré le nombre considérable d'expériences instituées par les physiologistes. Il convient donc de s'abstenir de toute hypothèse, et de ne pas hasarder des interprétations préconçues que viendrait détruire plus tard une étude plus complète des faits. La clinique, mettant en usage et concentrant en un seul foyer les résultats conquis par les voies les plus diverses, l'observation constante et détaillée du malade, voilà les bases sur lesquelles doit s'appuyer actuellement une bonne description des affections spléniques.

C'est la voie que nous avons essayé de suivre, et dans la description des maladies, nous nous sommes placé bien plus au point de vue de la médecine qu'à celui de la physiologie et de l'anatomie. Nous avons fait surtout un travail d'analyse dans lequel nous avons essayé d'exposer, le plus brièvement possible, l'état de nos connaissances sur la pathologie de la rate.

Cette étude est divisée en *neuf sections*, subdivisées au besoin en *chapitres* et en *paragraphes*. Nous avons d'abord tracé, d'une manière générale, l'historique des maladies de la rate ; ensuite nous avons exposé les résultats des recherches faites pour déterminer le poids, le volume, les dimensions de la glande, ainsi que les variations qu'elle subit dans l'état de santé ou pendant la maladie ; enfin nous avons indiqué les moyens d'apprécier au lit du malade ces changements de siége, de grosseur et de forme.

1

Après ces notions préliminaires, nous avons abordé l'étude de chacune des affections de la rate, prises en particulier.

Dans une *première section*, nous avons étudié les anomalies de l'organe.

Nous avons consacré une *deuxième section* aux lésions hématiques que nous avons divisées en *cinq chapitres* : 1° hypérémie ; 2° inflammation ; 3° hémorrhagie ; 4° infarctus ; 5° abcès.

La *troisième section* comprend les lésions de nutrition caractérisées : 1° par une modification dans le volume de la rate ; atrophie et hypertrophie ; 2° par une modification dans la consistance du tissu splénique ; ramollissement et induration ; 3° par l'abolition même du mouvement nutritif ou gangrène.

La *quatrième section* renferme l'étude des dégénérescences de la rate, rangées sous *trois chefs* : 1° dégénérescence amyloïde ; 2° dégénérescence mélanhémique ; 3° dégénérescences osseuses, cartilagineuses et fibro-cartilagineuses.

Dans la *cinquième section*, nous étudions les lésions organiques et les tumeurs de la rate ; nous en faisons *quatre chapitres* qui comprennent les tubercules, les cancers, les gommes et les kystes.

La *sixième section* est consacrée aux maladies des vaisseaux de la rate, artères et veines.

La *septième section* renferme l'histoire des lésions traumatiques, plaies et ruptures de l'organe.

Une *huitième section* est destinée aux opérations que réclament les maladies de la rate, et en particulier à la splénotomie.

Enfin, la *neuvième et dernière section* renferme quelques pages de pathologie comparée.

C'est là une œuvre difficile à bien remplir, et pour laquelle nous demandons l'indulgence de ceux qui voudront bien nous suivre et nous accorder leur attention.

Quand nous traiterons de chacune des affections de la rate, nous tâcherons de donner alors une bibliographie aussi complète que possible : ici nous allons nous borner à fournir quelques indications relativement aux travaux les plus importants traitant des maladies de la rate.

Drelincourt. — *Diss. anat. practica de lienosis.* Leyde 1693.

Hoffmann. — *Diss. de morbis lienosis.* Halle, 1704.

Ruckstuhl. — *Diss. de morbis lienosis.* Strasbourg, 1781

Audouard. — *Des congestions sanguines de la rate.* Paris, 1818.

Heusinger. — *Betrachtungen über den Entzüdung der Milz.* Eise-
nach, 1820.

Gronatelli. — *Animadversiones ad varias acutæ et chronicæ spleni-
lidis historias, etc.* Florence, 1821.

Piorry. — *Pathologie médicale* (Splénopathies), *Percussion médiate ;
Traité du plessimétrisme*, et une foule de mémoires, particulièrement sur les rapports de la rate et de la fièvre intermittente.

Naumann. — *Handbuch der medicinischen Klinik*, t. VII. Berlin, 1835,

Heinrich. — *Die Krankheiten der Milz, etc.* Leipsick, 1847.

Boissy. — *Considérations sur les maladies de la rate.* Paris, 1847.

Beau. — *Recherches sur l'appareil spléno-hépatique.* Archives de
médecine, 1851.

Brard. — *De la rate et de ses principales affections.* Thèse de Paris,
1859.

En outre, les travaux suivants sur les affections des pays chauds
offrent un grand intérêt, surtout en ce qui concerne l'état de la rate
dans les fièvres infectieuses. Nous ne citons que les principaux ; les
autres trouveront place plus loin.

Annesley. — *Researches into the cause, nature and treatment of the
more prevalent diseases of India, with plates.* London, 1828.

Cambay. — *Traité des maladies des pays chauds et spécialement de
l'Algérie.* Paris, 1847.

Haspel. — *Maladies de l'Algérie.* Paris, 1852.

Dutroulau. — *Traité des maladies des Européens dans les pays
chauds.* Paris, 1861.

Griesinger. — *Traité des maladies infectieuses* (Trad. Lemattre).
Paris, 1868.

INTRODUCTION

Avant d'aborder la pathologie spéciale de la rate, il n'est pas hors de propos, croyons-nous, de jeter un coup d'œil en arrière et de voir quelles périodes a traversées l'étude des maladies spléniques ; il n'est pas hors de propos non plus de présenter une description sommaire de l'anatomie topographique d'un organe dont les états pathologiques nous sont révélés presque toujours par un moyen physique, la percussion. C'est ce que nous allons tenter de faire dans les deux chapitres qui vont suivre.

I

INTRODUCTION HISTORIQUE

Il est de règle, dans tout historique, de remonter jusqu'au père de la médecine ; nous ne faillirons pas à la tradition, et nous dirons que c'est dans Hippocrate (460 ans avant Jésus-Christ) que l'on trouve les premières notions des maladies de la rate ; l'hypertrophie y est déjà décrite, et les hémorrhagies nasales ou intestinales, l'hydropisie, les ulcères aux jambes, la fétidité de l'haleine et le saignement des gencives y sont indiqués comme complications des maladies de la rate[1].

Aretée de Cappadoce (Ier siècle après Jésus-Christ) donne les

[1] *De Internis affectionibus,* §§ 21, 28, 33, 34, 37.

caractères les plus essentiels de ces maladies [1], et Celse en complète les descriptions surtout en ce qui a rapport à l'hypertrophie[2]. Avec Galien (131 ans après Jésus-Christ), la pathologie de la rate fait un pas en avant; malheureusement, à côté de remarques pleines de justesse, se trouvent des théories inexactes, bizarres, insensées. « Ses raisonnements, dit M. Daremberg, sont aussi déraisonnables que ses observations sont précises et sûres, quand il veut bien regarder la nature au lieu de faire des actes de foi, parfois un peu hypocrites, envers Hippocrate et Aristote. » C'est ainsi qu'il considère la rate comme un organe où vient s'accumuler l'atrabile, qui de là va troubler les fonctions des viscères abdominaux et finalement va causer les désordres les plus graves dans le cœur, dans les poumons et dans le cerveau. Alexandre de Tralles (sixième siècle), insista davantage sur les symptômes des maladies de la rate; il en décrivit avec soin les hémorrhagies qui peuvent se produire pendant leur cours, et il fit voir qu'elles sont souvent liées à l'affection scorbutique; mais il ne répudia pas les doctrines galéniques; il leur apporta l'appoint de son talent.

Dans les ouvrages de médecine qui parurent à partir de Galien, jusqu'au milieu du dix-septième siècle, on voit sur ce sujet régner partout le même esprit. Personne n'osait toucher à ces dogmes fondamentaux; à peine se permettait-on dans les détails quelques développements et quelques modifications. — Ce fut une époque stérile qui, adonnée bien plus aux systèmes théoriques qu'à l'observation, perdit pied de plus en plus sur le terrain solide des faits.

Malphigi cependant, vers 1680, abandonnant les raisonnements métaphysiques et les disputes stériles de la scolastique, essaya de déterminer les usages de la rate par l'observation et par l'expérimentation; il pensa que le sang qui sort de la rate a acquis une vertu particulière qui se communique ensuite à la masse totale de ce fluide. « C'est, dit-il à propos de cette modification, un baume universel qui nourrit, fortifie et conserve absolument toute la masse du sang. » — Malgré Malpighi, malgré Heusinger, qui fut amené à considérer l'atrabile comme une formation pigmentaire anormale, les théories de Galien subsistaient, et même jusqu'en 1826, on vit des fièvres atrabilaires dans les fièvres paludéennes qui désolèrent le littoral de l'Allemagne septentrionale et de la Hollande.

Toutefois, pendant cette période, les travaux anatomo-pathologi-

[1] *De Causis et signis morborum.* (Lib. I, § 14.)
[2] *De Medicina* (Lib. IV, cap. ix).

ques avaient commencé ; Baillou [1] (1568-1616), Bartholin [2] (1616-1680), Malpighi [3] (1628-1694), Ruysch [4], Lieutaud (1703-1790), Hoffmann, par leurs recherches, avaient recueilli des données très-propres à éclairer certains points des affections de la rate ; le progrès cependant était peu sensible, lorsque parut l'immortel ouvrage de Morgagni (*de Sedibus et causis morborum*, 1760). Là sont étudiées avec le plus grand soin les altérations pathologiques dont la rate est le siége ; là se trouvent accumulés une foule de documents remontant à des époques très-reculées, et le plus souvent les descriptions ne laissent que peu à désirer.

A partir de ce moment, on apprit à mieux connaître les altérations matérielles de la rate, à fixer leur genèse et leurs suites ; enfin, le miscroscope vint également offrir une voie et des procédés meilleurs et plus sûrs.— C'est à cette période qu'appartiennent les recherches d'Assolant, qui indique avec une grande sagacité l'influence d'un grand nombre de maladies sur la rate, et spécialement des fièvres putrides, malignes, intermittentes, du scorbut et de la fièvre puerpérale. — Un peu plus tard, Audouard émet d'excellentes remarques et des idées neuves sur le rôle que joue la rate dans la production des phénomènes morbides ; Heusinger, Gronatelli suivent avec honneur la voie ouverte devant eux, et que parcourent brillamment MM. Andral, Cruveilhier et Piorry ; c'est à ce dernier surtout que l'on doit des travaux nombreux et importants sur les maladies de la rate ; c'est à lui que l'on en doit une étude approfondie, basée sur des observations nombreuses, et éclairée d'un moyen puissant de diagnostic, la percussion.

Nous nous arrêtons là dans cet aperçu historique ; l'essor était donné ; les anatomistes, les physiologistes avaient miné les bases sur lesquelles reposaient les théories galéniques ; l'observation saine avait repris le dessus et avait relégué dans l'obscurité ces fables des temps anciens.

La physiologie a, de nos jours, introduit bien des modifications dans la pathologie ; pour la rate toutefois, nombre de lacunes existent, lacunes telles que l'application des connaissances physiologiques à la pathologie exige les plus grandes précautions. — L'étude exacte des affections spléniques trouve encore des obstacles

---

[1] *Opera omnia*. Genève, 1762.
[2] *Historiarum anatomicarum Cent*. vi. Copenhague, 1657.
[3] *De Lienis structura exercitationes anatomicæ*. Bologne, 1666.
[4] *Opuscul. anat. de fabr. gland. in corp. hum*. Amsterdam, 1733.

presque insurmontables que viendront sans doute renverser plus tard les progrès de la science moderne.

II

INTRODUCTION ANATOMIQUE

Ce qu'il faut surtout pour arriver à la connaissance des lésions de la rate et pour donner au diagnostic un point d'appui solide, c'est de fixer, d'une manière aussi précise que possible, le poids, le volume, les dimensions de l'organe ; c'est de décrire les différences qu'il peut présenter suivant l'âge, le sexe, suivant l'état de santé et l'état de maladie ; c'est d'en indiquer le siége, la grosseur, la forme, ainsi que les moyens de les déterminer au lit du malade ; — c'est à cette étude que nous allons maintenant consacrer quelques instants.

§ I. POIDS ET DIMENSIONS DE LA RATE.

Le poids, le volume et les dimensions de la rate, même à l'état normal, peuvent présenter des différences sensibles dont la raison est souvent difficile à trouver. Aussi est-il facile de comprendre que les auteurs aient obtenu des résultats quelque peu dissemblables. Pour M. Cruveilhier, le poids moyen de la rate est de 200 grammes, et les dimensions en longueur, 12 centimètres, en largeur 8 centimètres, en épaisseur 3 centimètres ; c'est à peu de chose près les résultats consignés par M. Sappey ; d'après Frerichs, le poids chez l'adulte flotte entre 150 et 250 grammes, et les dimensions en longueur, entre 12 et 14 centimètres ; en largeur, entre 7 et 9 centimètres ; en épaisseur, entre 2 et 4 centimètres. — Il y a donc une latitude assez considérable entre les limites au delà desquelles il peut être question d'atrophie ou d'hypertrophie comme phénomène pathologique. Les circonstances d'où dépendent ces variations numériques ne sont encore qu'en partie connues ; les plus importantes d'entre elles sont l'âge, le sexe, l'alimentation et la richesse sanguine de la rate.

Influence de l'âge. — L'apparition de la rate ne commence guère à devenir appréciable que vers la fin du deuxième mois de la vie in-

tra-utérine; cet organe est alors figuré par une petite masse sanguine qui va continuellement en grossissant, à mesure que le fœtus
arrive à terme, et à sa naissance ses proportions sont à peu près
celles qu'il doit présenter par la suite ; cependant, il s'accroît chez
l'adulte et diminue chez le vieillard.

D'après Frerichs, voici quels seraient, suivant les âges, le poids
et les dimensions de la rate [1].

| AGE | POIDS | | PROPORTION | DIMENSIONS | | |
	DU CORPS	DE LA RATE		LONGUEUR	LARGEUR	ÉPAISSEUR
Fœtus de 5 mois.. . .	0,72	0,0025	1 : 288	»	»	»
Enfant nouveau-né. .	1,6	0,008	1 : 200	3,2	2,75	1
Enfant de 8 jours. . .	2,7	0,009	1 : 248	4,8	3,1	1,15
— de 4 mois à 1 an.	8,3	0,020	1 : 415	7,4	3,2	1,4
— — 5 ans.. . .	8,8	0,1	1 : 88	9,6	6,2	2,75
— — 11 ans. . .	24,8	0,14	1 : 177	11,3	8,25	2,10
Homme de 27 ans.. .	50	0,22	1 : 403	»	»	»
— 44 ans..	56,2	0,25	1 : 224	13,75	9	3,45
— 63 ans..	45,5	0,12	1 : 379	13,75	8,25	2,10
— 80 ans..	30,1	0,1	1 : 305	»	»	»

Influence du sexe. — Chez la femme, la rate est un peu plus petite que chez l'homme ; selon M. Sappey, sa longueur moyenne serait de 115 millimètres, sa largeur de 58 et son épaisseur 29. En
comparant ces mesures avec celles qui précèdent pour l'homme
adulte, on voit que la rate est en effet un peu moins volumineuse
chez la femme, mais que cependant les différences sexuelles sont
peu considérables.

Influence de l'alimentation. — La rate augmente de volume au
moment de l'absorption des boissons, que celles-ci se trouvent contenues en totalité dans l'estomac, qu'elles aient déjà pénétré dans
l'intestin, ou qu'elles occupent à la fois l'un et l'autre. Cet accroissement est dû, non-seulement à l'absorption des boissons, mais
aussi à la circulation plus active alors de ces deux organes, qui on
pour effet commun d'introduire dans le système de la veine porte
une plus grande quantité de liquide ; d'où le dégorgement moins
facile de la veine splénique et la tuméfaction consécutive de la
rate.

[1] Les mesures sont des centimètres; les poids sont des kilogrammes.

Influence de la richesse sanguine de la rate. — Le poids de la rate peut varier assez considérablement, suivant sa richesse sanguine. Généralement la rate après la mort est privée d'une partie du sang qu'elle contenait, et le poids que l'on trouve alors est inférieur au poids réel ou physiologique. M. Sappey, par des injections dans les viscères, a prouvé que l'organe splénique perdait ainsi, en moyenne, 320 grammes de sang.

Influences diverses. — Il est probable qu'outre ces causes, il en est d'autres encore qui influent sur le volume de la rate, et que suivant telle ou telle constitution individuelle, celle-ci acquiert un plus ou moins grand développement; mais là-dessus, il n'y a rien de précis à dire et nous devons nous borner à énoncer simplement le fait, sans pouvoir le résoudre.

§ II. Siége, grosseur et forme de la rate ; leur détermination au lit du malade.

La rate occupe l'hypochondre gauche, où elle est située tout à fait latéralement ; d'après M. Piorry, presque jamais elle ne s'étend par en bas jusqu'au rebord costal ; le plus souvent, il y a plus de trois centimètres de distance entre l'extrémité inférieure de l'organe et la limite inférieure du thorax ; la rate est donc entièrement cachée sous les dernières côtes.

D'une configuration peu régulière, la rate, en général, est allongée de haut en bas et aplatie de dehors en dedans ; les anatomistes la comparent à un segment d'ellipsoïde coupé suivant son grand axe, mode de configuration qui permet de lui distinguer deux faces, deux bords et deux extrémités. — Qu'il nous suffise de savoir que la *face externe* répond à la concavité du diaphragme qui la sépare de la partie la plus inférieure du poumon gauche, et sur un plan plus éloigné des neuvième, dixième et onzième côtes ; la *face interne* regarde la grosse tubérosité de l'estomac sur laquelle elle s'applique immédiatement dans l'état de plénitude de ce viscère ; le *bord antérieur* repose sur la grosse extrémité de l'estomac, et le *postérieur* sur la partie supérieure du rein gauche ; l'*extrémité supérieure* correspond au diaphragme ; chez le fœtus, quelquefois aussi chez l'enfant et exceptionnellement chez l'adulte, elle se trouve séparée de ce muscle par le lobe gauche du foie qui vient en quelque sorte la coiffer en se repliant sur elle ; l'*extrémité inférieure* semble reposer sur le mésocôlon descendant et sur l'intestin qu'entoure ce repli (Sappey).

Pour établir, au lit du malade, le volume et la situation de la rate, on se sert de la percussion qui, dans quelques cas, peut être aidée par la palpation et bien rarement par l'auscultation. La percussion peut être médiate ou immédiate; elle peut se faire avec le doigt ou avec le plessimètre; les règles qui doivent présider au procédé opératoire ont été exposées avec beaucoup de soin par M. Piorry, auquel nous emprunterons la description qui va suivre : « On fait coucher le malade sur le côté droit et on percute suivant une ligne tirée verticalement du sommet de l'aisselle à la crête iliaque. En percutant de haut en bas, et avec une certaine force, sur le trajet de cette ligne, on trouvera plus ou moins bas un point où le son plus mat et la résistance plus considérable viendront avertir de la présence du bord supérieur de la rate ; à partir de cet endroit, toujours en suivant la même ligne, une percussion légère donnera un son clair, une percussion profonde, un son mat, puis un peu plus loin la percussion la plus superficielle donnera un son mat et un sentiment de résistance considérable jusqu'à ce que plus bas, une résonnance assez claire vienne annoncer le bord inférieur de la rate et la présence du côlon. Ces variétés de son indiquent que, supérieurement, dans les points où la percussion légère donne un son clair, et la profonde un son mat, la rate est séparée des parois thoraciques par une lame de poumon, tandis que lorsque la rate est appliquée sur les parois costales, sans autre intermédiaire que le diaphragme, la percussion même la plus légère ne donne qu'un son mat.

Pour déterminer la largeur, il faut percuter suivant une ligne horizontale, tirée de l'appendice xiphoïde ; il faut d'ailleurs suivre les règles que nous venons d'exposer précédemment. —Si l'on veut obtenir des résultats exacts, il faut bien limiter l'organe et marquer la ligne que l'on a déterminée à l'aide de la pierre infernale ; c'est le seul moyen de pouvoir comparer avec précision les résultats de la percussion.

Pour arriver à déterminer la forme de la rate, on peut encore avoir recours à la palpation de l'organe, en tant qu'elle est praticable. Pour cette opération, la situation du malade doit être telle que les parois du ventre deviennent molles et dépressibles. Il n'est pas toujours facile d'obtenir ce résultat, tant à cause de la contraction involontaire qui s'empare des muscles abdominaux lorsqu'on vient à les toucher, que du peu d'intelligence de certains malades.

M. Piorry conseille de faire reposer le corps du malade sur les ge
noux et les coudes, et de palper la rate dans cette attitude ; on peut
encore placer le sujet sur le côté droit et lui faire fléchir fortement
les cuisses sur le bassin ; on parvient alors à glisser les doigts de
la main au-dessous du rebord costal, à connaître le volume de la
rate et parfois à en déterminer la forme et les limites.

MALADIES DE LA RATE

SECTION PREMIÈRE

ANOMALIES DE LA RATE

Les anomalies de la rate sont relatives à *l'existence*, au *nombre*, à la *forme*, au *volume* et à la *position* de l'organe.

I. Absence de la rate.

L'absence congénitale de la rate est un fait bien rare ; à peine peut-on citer quelques observations qui ne laissent pas place au doute. Heusinger, dont le mémoire mérite d'être consulté à plus d'un titre[1], n'a pu en réunir que deux cas, peu concluants d'ailleurs, dus à Lemery et à Schenck. Les *Bulletins de la Société anatomique*, toujours si riches en faits pathologiques, en contiennent quatre cas dus à MM. Martin, Valleix, Boudet, et Liouville.

Dans le premier cas[2], il faut remarquer que le fait a été recueilli sur un enfant de six semaines qui présentait plusieurs anomalies, entre autres une transposition de l'estomac, dont la grosse tubérosité occupait l'hypochondre droit, en sorte qu'on pourrait le considérer comme le résultat d'un vice de conformation. L'observation suivante, due à Valleix[3], est beaucoup plus complète, et l'autopsie a été faite avec beaucoup de soin ; nous résumons les faits principaux : « Transposition irrégulière des

---

[1] Heusinger, *Mémoire sur les monstruosités de la rate produites par le défaut de développement de ce viscère* (in *Journal compl. des sciences méd.*, t. X, p. 216).
[2] *Bulletins de la Société anatomique*, t. I, p. 40, 1826.
Bulletins de la Société anatomique, t. IX, p. 251, 1834.

organes, de droite à gauche ; absence de la cloison interauriculaire du cœur ; ventricule pulmonaire rudimentaire et ne communiquant pas avec les oreillettes ; cloison interventriculaire incomplète ; deux veines caves supérieures et *pas de rate* chez un enfant qui ne présentait à l'extérieur d'autre vice de conformation qu'un bec-de-lièvre double, et qui a vécu huit jours. Chez ce sujet, tout est bien disposé ; le cerveau est bien conformé, mais il n'y a pas de vestige de rate. Pour lever tous les doutes, le tronc cœliaque a été disséqué, et il consistait en une artère longue de un pouce environ, qui fournissait par sa bifurcation l'artère hépatique et la mésentérique supérieure. L'hépatique donnait une branche qui se portait vers la grande courbure de l'estomac, mais il n'y avait pas d'artère splénique et la veine porte qui, remontant de fort bas dans un repli du mésentère, où elle recevait par sa partie antérieure les veines venant de l'intestin, n'était, à proprement parler, que la continuation de la mésentérique, et ne recevait pas de veine splénique. »

Dans le troisième fait, observé par M. Boudet[1], l'observation contient ces quelques mots : « Il y avait absence de la rate chez un homme de 40 ans, mort apoplectique. A la place ordinaire de cet organe était un calcul ovalaire de la forme et de la grosseur d'une amande. »

Enfin, M. Liouville[2] a exposé un cas où il croit à une absence de la glande splénique ; l'autopsie a duré trois heures, et aucun vestige de rate n'a été rencontré. L'aorte fournissait comme d'habitude une branche qui suivait le bord supérieur du pancréas, et qui paraît n'aboutir nulle part.

II. Anomalies de nombre.

Il n'est pas rare de rencontrer deux ou plusieurs rates ; on en trouve un certain nombre d'exemples dans les auteurs anciens, dans Meckel[3] en particulier ; Heusinger[4], en rapporte quelques observations, et les *Bulletins de la Société anatomique*[5] en contiennent

[1] *Bulletins de la Société anatomique*, t. XII, p. 264, 1837.
[2] *Bulletins de la Société anatomique*, année XLIᵉ, 1866.
[3] MECKEL, *Manuel d'anatomie*, t. III de la traduction française.
[4] HEUSINGER, *Mémoire* cité.
[5] *Bulletins de la Soc. anat.*, t. II, p. 187 ; t. III, p. 12 ; t. VIII, p. 79 ; t. XI, p. 128 ; t. XXI, p. 207 ; t. XXII, p. 224, et t. XXIX, p. 321.

un certain nombre de cas. Trois fois, M. Sappey[1] a rencontré des rates doubles ; Duverney a trouvé trois rates chez un individu et quatre chez un autre : Patin en a trouvé cinq chez un homme ; Baillie, dans ses *Transactions philosophiques*, nous apprend qu'il en existait sept sur un même cadavre. M. Cruveilhier, sur un sujet, en a aussi observé sept, et Otto, dans un cas resté unique, en aurait compté jusqu'à vingt-trois (Sappey).

Ces anomalies ne consistent qu'en une simple scission, à la vérité très-profonde, de divers lobules de la rate (Is. G. Saint-Hilaire). Nous y insisterons davantage quand nous parlerons des anomalies de forme.

III. Anomalies de forme.

La forme de la rate est, dès la vie fœtale, sujette à des variations qui peuvent devenir des occasions d'erreur lors de l'examen au lit du malade. Quelquefois, elle est à peu près carrée, ou triangulaire, ou arrondie ; assez souvent elle est pourvue de scissures anormales. « La division plus ou moins complète de la rate en plusieurs lobes, écrit Is. Geoffroy Saint-Hilaire[2], est l'un des cas les plus connus. Tantôt l'anomalie consiste dans la simple présence d'échancrures ou de sillons plus ou moins superficiels ; tantôt ces échancrures ou sillons devenant plus profonds, la rate se trouve partagée en lobules plus ou moins nombreux. Ces variétés conduisent par degrés insensibles à l'existence de deux ou de plusieurs rates, anomalie qui appartient évidemment au groupe des anomalies de nombre, mais qui, sous un point de vue général, n'est que le dernier degré de la scission de la rate, et peut être considérée comme le résultat d'un arrêt de développement. La même remarque est applicable à quelques cas où l'on trouve chez des sujets, à la vérité monstrueux, une grosse rate multilobulée, accompagnée de deux ou de plusieurs autres petites rates entièrement séparées. En général, lorsque la rate est multilobulée aussi bien que lorsqu'il existe plusieurs rates, l'examen des autres organes révèle presque toujours l'existence

[1] *Traité d'anatomie descriptive.*
[2] Isidore Geoffroy Saint-Hilaire, *Histoire générale et particulière des ano-mal de l'organisation.* Paris, 1832.

d'autres anomalies dues également pour la plupart à des arrêts de
développement. »

Aux anomalies congénitales viennent s'ajouter des anomalies
acquises de toute espèce, provenant soit d'une lésion du parenchyme, soit d'une compression de l'organe exercée de dehors en
dedans, soit d'une conformation vicieuse du thorax.

IV. Anomalies de volume.

Ces anomalies se montrent surtout après la naissance ; elles sont
rarement congénitales. Les premières ne nous arrêteront pas ici, il
en sera question plus longuement quand nous étudierons l'atrophie
et l'hypertrophie de l'organe splénique.

A la naissance, la rate a été trouvée quelquefois très-atrophiée ;
c'est à peine si on parvenait à en trouver quelques vestiges ; d'autres fois, elle a été trouvée très-hypertrophiée. C'est ainsi que
Hawelka rapporte un cas d'hypertrophie congénitale considérable[1],
et que M. le docteur Petit-Mangin[2] a été forcé d'ouvrir la poitrine
d'un fœtus pour pénétrer dans l'abdomen distendu par une ascite
considérable produite par une hypertrophie de la rate et s'opposant
à l'accouchement.

V. Anomalies de position.

Ces anomalies peuvent être congénitales ou acquises. — Les anomalies congénitales se rencontrent le plus souvent dans les cas d'in-
version splanchnique, et alors la rate occupe l'hypochondre droit ;
Desault l'a même trouvée dans la cavité droite du thorax, mais il y
avait un arrêt de développement du diaphragme.

Quand l'anomalie a lieu après la naissance, elle peut être ame-
née par des causes de nature diverse ; tantôt le changement de position se produit par une force mécnaique agissant sur l'organe de
haut en bas ou de bas en haut, tantôt au contraire par une affection
du parenchyme, devenu flasque ou volumineux. — La rate peut être
déplacée en totalité par une maladie des organes thoraciques, par
l'emphysème, mais surtout par l'épanchement pleural. — Quand la

---

[1] Hawelka, *Gazette hebd.*, 1865, p. 440. Extrait de *Wiener medizinische Wo-
chenschrift*, nº 47.
[2] *Gazette médicale*, p. 418, 1833.

rate est déplacée par suite de lésions ayant leur siége dans la cavité abdominale, l'atopie a presque toujours lieu vers le haut ; on peut la rencontrer dans les cas d'ascite, de grossesse, de tumeur de l'ovaire, de tumeur des reins, de tympanite, etc. Dans ces circonstances, le déplacement de la rate est presque toujours produit par les circonvolutions intestinales météorisées qui se pressent dans les hypochondres, repoussent la glande devant elles vers la cavité thoracique. Il est plus rare de voir des tumeurs abdominales venir repousser directement la rate ; cependant des tumeurs de l'ovaire, des kystes rénaux peuvent arriver jusqu'à l'organe et le refouler en haut. Il est facile de comprendre qu'alors la direction de l'organe peut subir des modifications multiples dépendant de l'intensité plus ou moins grande de la pression latérale. — Ce n'est que plus rarement que les états pathologiques de l'abdomen ont pour effet de déplacer la rate, soit en bas, soit latéralement.

La rate hypertrophiée peut subir des déplacements assez considérables, et le plus souvent ils ont lieu de haut en bas. Dans ces cas, le déplacement peut donner lieu à des erreurs de diagnostic. « Dans les faits que nous avons rencontrés dans les auteurs, dit Nivet[1], la tumeur avait son siége dans la région hypogastrique. Dans le cas rapporté par Blasius, on crut à l'existence d'une grossesse. Dans l'une des observations de Riolan, la maladie de la rate fut prise pour une môle. Dans le deuxième cas rapporté par ce dernier auteur, la rate adhérait à la matrice et faisait, pour ainsi dire, corps avec elle. Ce déplacement de la matrice a été également observé par van Swieten et Drelincourt. — Morgagni raconte un fait curieux du déplacement de la rate qui lui a été communiqué par Montfredi, en 1718. A l'autopsie, on trouva la rate à l'aine droite ; elle pesait 3 livres et était attachée à l'estomac par une espèce de corde cachée par l'intestin ; les vaisseaux spléniques étaient dilatés. Morgagni pense que quelquefois l'augmentation du poids et du volume de la rate, peut, en distendant les liens qui la fixent à l'estomac, en déterminer la chute dans l'hypogastre. Nous adoptons volontiers cette interprétation, mais nous ne pouvons admettre que la chute de la rate ait été le résultat de la rupture de l'épiploon gastro-splénique ; nous croyons que le déplacement de l'organe splénique est congénial ou le résultat de l'allongement de l'épiploon gastro-splé-

---

[1] Nivet, *Recherches sur l'engorgement et l'hypertrophie de la rate* (in *Archives gén. de méd.*), 5e et nouv. série, t. II, p. 49.

nique et des vaisseaux de la rate. — Lorsqu'on a pu suivre les progrès de la maladie, qu'on a constaté l'abaissement successif de la rate, le diagnostic est assez facile ; mais lorsqu'on est appelé à porter un jugement sur une rate tuméfiée, occupant l'hypogastre, que le malade ne peut donner que des renseignements nuls ou inexacts, le diagnostic devient presque impossible, car on peut confondre la maladie avec une grossesse, une môle, un polype, une tumeur de la matrice, ou un kyste de l'ovaire. L'absence de matité dans la région splénique est un moyen de diagnostic précieux ; la palpation de l'abdomen, le toucher vaginal devront aussi être employés avec beaucoup d'attention, mais l'examen le plus minutieux pourra tout au plus permettre de soupçonner la nature de la maladie. Du reste, comme cette anomalie est très-rare, les erreurs ne seront pas souvent commises. »

Par suite de ces déplacements de la rate, ou par suite d'autres anomalies abdominales, l'organe splénique peut contracter des adhérences avec les tissus ou les viscères voisins ; c'est ainsi qu'on a vu quelquefois une véritable inclusion de la rate dans le foie [1], d'autres fois une simple réunion des deux organes [2]. Dans quelques cas, la rate communiquait avec l'estomac, ou venait former un opercule au niveau d'une ulcère chronique [3], alors le parenchyme splénique venait remplacer les parois de l'estomac qui avaient été détruites. — Nous aurons d'ailleurs à nous étendre sur ce sujet, lorsque nous traiterons des abcès de la rate, de leur ouverture, et de l'expulsion du pus.

[1] *Bulletins de la Société anatomique*, t. III, p. 12, 1828.
[2] *Bulletins de la Société anatomique*, t. XII, p. 294, 1837.
[3] *Bulletins de la Société anatomique*, t. XII, p. 322, 1837.

SECTION DEUXIÈME

LÉSIONS·HÉMATIQUES

Nous groupons sous ce titre général les processus morbides suivants : 1° hypérémie ; 2° inflammation ; 3° hémorrhagie ; 4° infarctus ; 5° abcès. Nous ne nous dissimulons pas qu'il y aurait peut-être
avantage à ne pas séparer l'étude des abcès de la rate de celle de
l'inflammation de cet organe; cependant nous avons cru devoir
leur consacrer un chapitre, d'une part à cause de l'importance
qu'ils présentent, d'autre part, à cause de l'intérêt qu'il peut
y avoir à les rapprocher des abcès métastatiques.

CHAPITRE PREMIER

HYPÉRÉMIE DE LA RATE

Sous le nom d'hypérémie ou de congestion de la rate, on comprend l'augmentation de volume de la rate produite par l'accumulation temporaire du sang dans l'organe, sans altération de texture.

I. Bibliographie.

Audouard. — *Des congestions sanguines de la rate* (Thèse de Paris).
  1818.
Piorry. — *Pathologie médicale* et *mémoires*, et particulièrement : *sur
  l'engorgement de la rate* (Gazette médicale de Paris, 1833).

Nepple. — *Lettres sur l'engorgement de la rate dans les fièvres intermittentes (Gazette médicale de Paris, 1833).*

Pezerat. — *Mémoire sur l'état de la rate dans les fièvres périodiques.*

Nivet. — *Recherches sur l'engorgement et l'hypertrophie de la rate (Archives générales de médecine, 1838).*

Ferran. — *De la circulation et de l'engorgement splénique (Recueil de médecine, de chirurgie et de. pharmacie militaires, 1867).*

L'hypérémie a été si longtemps confondue avec l'hypertrophie qu'il est difficile d'en séparer la bibliographie ; pour les deux états morbides, les ouvrages à consulter sont les mêmes, et on les trouvera indiqués quand nous traiterons de l'hypertrophie ; qu'il nous suffise de signaler encore ici les travaux de Naumann, de Heusinger sur les maladies de la rate, ainsi que les différents traités des fièvres intermittentes. On consultera aussi avec fruit les traités de pathologie interne, particulièrement ceux de Monneret et de Niemeyer.

II. Anatomie pathologique. — Dans la congestion de la rate, les altérations extérieures portent surtout sur le volume, le poids, la consistance et la couleur de l'organe.

La rate est plus lourde et plus volumineuse qu'à l'état normal ; elle est souvent triplée ou quadruplée de volume et de poids ; elle mesure souvent, en longueur, 25 à 30 centimètres et atteint le poids de 1 à 2 kilogrammes. — La forme est conservée ; les dimensions seules sont devenues plus grandes, et alors l'enveloppe est généralement tendue et polie. — La consistance est celle de l'état naturel ; le tissu est quelquefois un peu plus ferme en raison de la quantité plus grande de sang emprisonné dans les espaces vasculaires. — La couleur peut ne pas changer ; cependant elle est d'autant plus foncée que l'hypérémie est plus récente et plus développée.

La texture ne subit aucun changement particulier, et le microscope ne décèle aucun élément hétérogène à côté des cellules normales de la pulpe splénique et des nombreux corpuscules sanguins. La tuméfaction est donc due à la seule augmentation du contenu sanguin.

III. Étiologie et pathogénie. — Dans la rate, comme dans les autres organes, la congestion reconnaît deux formes, la *fluxion* et la *stase.*

Les hypérémies dues à la *fluxion* se rencontrent : 1° dans un certain nombre de *maladies fébriles* ou *infectieuses*, dans la fièvre typhoïde, dans la fièvre intermittente, dans la fièvre puerpérale, dans la septicémie, dans les fièvres exanthématiques ; 2° dans les *anomalies menstruelles* ; il n'y a alors rien de particulier pour l'organe splénique : il y a une congestion de la rate, absolument comme il peut y avoir une congestion du foie, de l'intestin, etc.; 3° dans les *traumatismes* ou dans les cas où la rate est le siège de *tumeurs* ou de *formations nouvelles*.

Nous ne faisons qu'indiquer ces dernières causes d'engorgement de la rate, mais nous allons nous arrêter quelques instants sur la congestion produite par les fièvres infectieuses, intermittentes ou autres. D'une manière générale, comment se fait cet afflux exagéré du sang vers la rate pendant ces maladies? « Dépend-il d'un relâchement du parenchyme déjà peu résistant par lui-même ou d'une paralysie des éléments musculaires des parois vasculaires et des trabécules? C'est ce que nous ignorons. » Un fait tout aussi obscur, c'est la manière dont le sang infecté peut altérer la tonicité du parenchyme splénique ou la contractilité de ses éléments vasculaires. Quant au gonflement de la rate dans l'accès de fièvre intermittente, on a cherché à l'expliquer encore par le trouble de la circulation qui se fait pendant le stade de froid dans les parties périphériques, et par la concentration dans les organes internes et parmi ceux-ci, principalement dans la rate vu son extrême sensibilité, du sang que l'ischémie de la peau fait refluer vers les parties centrales. Ce qui toutefois prouve que ces conditions n'ont qu'une influence secondaire, c'est ce fait que le degré de l'hypérémie n'est nullement en rapport avec la violence du frisson, que la rate se gonfle également pendant le stade de chaleur, et qu'enfin on rencontre la tuméfaction de cet organe même pendant les infections de malaria exemptes de fièvre. » (Niemeyer.)— A côté de ces causes d'engorgement splénique, nous placerons encore la congestion de la rate produite par la nostalgie. « De toutes les classes de la société, dit Ferran, c'est probablement celle des jeunes soldats qui paye le plus fort tribut à cette lésion fonctionnelle. Cela tient, sans doute, à ce qu'un certain nombre subissent, sans s'y accommoder suffisamment, un changement brusque dans leurs habitudes, leurs idées, leur manière d'être, et passent, en outre, de l'air pur des champs, à l'air confiné de la caserne. L'hypérémie splénique peut se montrer dans les conditions d'aération les plus salubres, sous l'influence de la nostalgie. Parmi les malades envoyés en congé de convalescence, aux revues trimestrielles, les relevés statistiques comptent toujours un bon nombre de nostalgiques. Or, chez tous ou presque tous, la nostalgie se lie à un engorgement splénique qui devient, lui-même, cause de dépression vitale et de nostalgie. »

Les hypérémies de la rate produites par la *stase sanguine* se rencontrent principalement dans les rétrécissements ou les oblitérations de la veine porte, dans les maladies du foie, et principalement la cirrhose. On les rencontre encore, mais bien plus rarement, dans les maladies du cœur et des poumons ; il ne semble donc pas, ainsi que l'a fait remarquer Monneret, que la gêne hydraulique de la circulation puisse produire, à elle seule, la congestion, car elle est très-rare dans ces cas où il y a une sorte de gêne mécanique, alors qu'elle est très-commune chaque fois que le sang est altéré dans l'économie.

IV. Symptômes et diagnostic. — Parmi les symptômes de la congestion de la rate, il faut distinguer ceux qui sont le fait même de l'engorgement de l'organe et ceux qui tiennent plus particulièrement à la cause qui le produit,

Parmi les premiers, nous signalerons 1° l'accroissement de volume qui peut se révéler par l'inspection, par la palpation et par la percussion ; 2° la sensation de douleur ou de pesanteur perçue dans le flanc, la fosse iliaque et l'hypochondre gauches ; 3° des symptômes de voisinage.

Il est rare que l'*inspection* fournisse des résultats bien importants ; elle peut cependant permettre de constater, dans certains cas, une voussure de l'hypochondre gauche et, quelquefois, de toute la moitié gauche de l'abdomen. — Par la *palpation*, on peut sentir l'organe tuméfié, et même en reconnaître la forme caractéristique ; cependant, comme la rate dépasse rarement le rebord des côtes, ce signe peut manquer. — Par la *percussion*, on pourra le plus souvent asseoir son jugement. La matité, en effet, permettra de fixer les limites de la rate, et, par suite, de constater l'augmentation de volume.

Les *douleurs spontanées* existent rarement dans l'hypérémie de la rate ; pour occasionner au malade une souffrance bien manifeste, il faut exercer une pression assez forte sur l'hypochondre gauche. Ce que l'on observe plus souvent, c'est un sentiment de pesanteur qui est surtout marqué dans l'hypochondre gauche et qui s'exagère dans les mouvements brusques et violents. — Quand la rate est volumineuse, elle peut refouler le diaphragme dans la cavité pectorale, presser sur l'estomac, sur le gros intestin, et produire des symptômes de voisinage, tels que la gêne de la respiration, la faiblesse du bruit respiratoire, une toux sèche, des nausées, des vomissements, la constipation, le météorisme, etc.

Il est un autre groupe de symptômes que nous n'allons faire qu'énumérer : ce sont ceux qui tiennent à la cause productrice de l'hypérémie et qui peuvent être très-utiles pour le diagnostic. — Il faut chercher ces symptômes surtout dans des maladies générales avec intoxication du sang, puisque nous avons vu que les maladies locales du cœur, des poumons ou du foie produisaient rarement la congestion de la rate. Il faudra donc porter son investigation sur les fièvres, intermittentes ou autres, puisque c'est là une des causes les plus fréquentes de l'hypérémie.

V. Marche, durée et terminaisons. — La marche et la durée de la congestion de la rate varient suivant la cause qui les produit ; dans la fièvre typhoïde, dans le typhus, dans les exanthèmes fébriles, elle se perd généralement en même temps que ces maladies sans laisser à sa suite des modifications de tissu.

Dans les hypérémies par stase sanguine, ou encore dans les hypérémies fluxionnaires produites par la fièvre intermittente, il peut en être autrement ; la congestion persiste ou se renouvelle fréquemment, la nutrition se modifie et l'hypertrophie en est la conséquence obligée.

Résolution ou hypertrophie ; voilà donc les deux modes de terminaison ordinaire de l'hypérémie de la rate qui emprunte son pronostic surtout aux maladies concomitantes ; toutefois, dans des cas très-rares, la congestion de la rate peut avoir une issue mortelle par une déchirure de son tissu. La mort arrive au milieu d'une hémorrhagie interne, soit immédiatement après la rupture, soit seulement quelques heures ou quelques jours après cet accident.

VI. Traitement. — Manifestation locale d'une maladie générale, l'hypérémie de la rate devient rarement l'objet d'un traitement ; elle disparaît le plus souvent d'elle-même, lorsque l'on parvient à guérir l'affection dont elle n'est qu'une détermination morbide partielle. Si les préparations de quinquina, les toniques, les ferrugineux, obtiennent de si remarquables succès, c'est précisément à cause de l'existence antérieure des maladies paludéennes toxiques, septiques, ou des altérations du sang auxquelles les fébrifuges et les antiseptiques conviennent d'une manière toute spéciale.(Monneret.)

CHAPITRE II

INFLAMMATION DE LA RATE

L'inflammation de la rate est une maladie assez rare, puisque son existence a même été mise en doute. Cependant nous pensons qu'elle constitue bien une affection à part, et que, à ce titre, on doit la faire entrer dans le cadre nosologique. En effet, un certain nombre de fois, on a trouvé des abcès ayant leur siége dans le tissu splénique, et à côté de ces abcès, nullement produits par l'infection purulente, on constatait des traces évidentes d'inflammation. — Nous admettrons donc la splénite, et nous en décrirons deux formes principales : la splénite aiguë et la splénite chronique. Mais avant de commencer cette étude nous allons consacrer quelques lignes à l'inflammation de la membrane d'enveloppe de la rate.

I

PÉRISPLÉNITE

L'inflammation peut porter sur l'enveloppe de la rate et sur les prolongements qui en émanent; c'est à cet état morbide qu'on a réservé le nom de *périsplénite*.

I. Étiologie. — La périsplénite peut procéder de causes diverses; on la rencontre comme phénomène partiel de la péritonite générale ; elle n'entraîne alors ordinairement aucune conséquence spéciale. On trouve dans ce cas l'enveloppe de la rate recouverte, soit par une couche formée d'exsudats et de pus, soit lorsque la péritonite est de nature cancéreuse ou tuberculeuse, par un grand nombre de petites nodosités qui ne peuvent altérer d'une manière notable l'exercice de la fonction splénique. Rarement la périsplénite est le résultat d'une violence extérieure ayant porté sur la région de la rate ; elle est bien plus souvent due à une affection de la rate, par exemple à des kystes, à des tumeurs ou à des abcès qui viennent proéminer vers la surface et qui déterminent des adhérences aux parties voisines, telles que le foie, le diaphragme, l'estomac, le rein ou l'intestin.

II. Symptomes et diagnostic. — Dans la périsplénite, le principal caractère est la *douleur* limitée à la région splénique, douleur augmentée par la pression ou par les mouvements communiqués ; le volume et la position de l'organe ne sont pas modifiés.

III. Pronostic. — D'une manière générale, la gravité de la périsplénite est très-minime.

IV. Traitement. — Saignées locales, révulsifs, repos, observation attentive des indications provenant des causes ; tels sont les procédés les meilleurs pour combattre l'inflammation de l'enveloppe de la rate.

II

SPLÉNITE AIGUË

La splénite aiguë est celle qui a été le mieux constatée ; on en trouve quelques observations qui ne laissent aucun doute au point de vue anatomo-pathologique, mais dont les phénomènes, obscurs ou peu marqués, permettent difficilement de caractériser la maladie au point de vue symptomatologique. Nous allons toutefois indiquer les principales sources bibliographiques où l'on pourra puiser quelques renseignements.

I. Bibliographie.

Gronatelli. — *Animadversiones ad varias acutæ et chronicæ splenitidis historias in humilibus præsertim Italiæ locis consideratæ.* Florence, 1821.

Pleisch. — *De splenis inflammatione.* Berlin, 1805.

Assolant. — *Recherches sur la rate.* Paris, an X.

Heusinger. — *Ueber den Bau und die Verrichtung der Miltz.* 1817.

Gendrin. — *Histoire anatomique des inflammations,* t. II. Paris, 1826.

Naumann. — *Handbuch der medicinischen Klinik,* t. VIII. Berlin, 1835.

CRUVEILHIER. — *Anatomie pathologique*, 11e livraison.

HACHMANN. — *Archives générales de médecine*, 1832.

ROSCH. — *Ibidem*, 1832.

PIORRY. — *Traité de diagnostic*, t. II, 1837.

ANDRAL. — *Précis d'anatomie pathologique*, t. II.

GICQUEAU. — *De la splénite*. Thèse de Paris, 1842.

DALMAS. — *Pathologie de la rate*, Dictionnaire en 30 volumes, 1843.

BOISSY. — *Considérations sur les maladies de la rate* (Thèse Paris), 1847.

BRARD. — *De la rate et de ses principales affections* (Thèse inaugurale), Paris, 1859.

Consulter en outre les traités de Grisolle, Bouillaud, Trumet de Fontarce, Hardy et Béhier.

II. ANATOMIE PATHOLOGIQUE. — Tuméfaction, gonflement, injection avec épanchement sanguin, ramollissement blanc ou suppuratif, abcès et quelquefois ramollissement putrilagineux ou gangréneux, tels sont les caractères anatomiques de la splénite aiguë (Bouillaud). Les altérations dont il s'agit sont tantôt générales, tantôt partielles, selon que la splénite a été elle-même générale ou partielle. — Il n'est pas toujours facile de les bien reconnaître, même sur le cadavre ; la rate, en effet, est avant tout un organe vasculaire, de structure spongieuse, peu résistant, habituellement pénétré par du sang, de sorte que la rougeur, la congestion ne sont pas les meilleurs signes de l'inflammation ; quant au ramollissement, on le trouve dans certaines fièvres pernicieuses, dans le charbon, etc. Si, cependant, en même temps que les caractères que nous avons énumérés précédemment, on rencontre des adhérences de la rate avec les organes voisins, si on trouve des traces de péritonite partielle, on sera d'autant plus fondé à admettre l'inflammation du parenchyme splénique.

Les faits rapportés par les auteurs sont si incomplets qu'il est difficile d'en tirer aucun parti ; cependant, nous allons autant que possible essayer de fixer les altérations qui caractérisent la splénite à l'état aigu.

Au *premier degré*, le tissu de la rate enflammé est d'une couleur rouge brune très-foncée ; il est plus dense qu'à l'état normal, il se déchire plus facilement. Tout le système vasculaire est très-engorgé.

Au *deuxième degré*, le tissu de la rate est grisâtre, friable ; le parenchyme est plus serré, il paraît comme infiltré de sang noirâtre coagulé, et déjà on remarque, par places, des taches d'un gris plus pâle qui indiquent le passage au troisième degré de l'inflammation.

Au *troisième degré*, la rate est en partie réduite en une bouillie gris brunâtre, au centre de laquelle le pus se réunit en foyer. Quelquefois le pus ne se collecte pas, et il infiltre tout le parenchyme dont, par la pression, on le fait sortir mêlé à une matière épaisse, de consistance lie de vin. Quand il se réunit en foyer, le pus peut se faire jour à l'extérieur, ou s'épancher, soit dans le péritoine, soit dans un des organes contenus dans l'abdomen, tels que l'estomac ou l'intestin. Nous y insisterons d'ailleurs davantage dans le chapitre que nous consacrerons aux abcès de la rate.

III. Symptômes. — Les symptômes de la splénite aiguë sont *locaux* ou *généraux*.

Parmi les premiers, nous rangeons la douleur et la tuméfaction de l'organe se manifestant soit à la vue, soit au palper, soit surtout à la percussion.

La *douleur*, quelquefois vive, le plus souvent sourde et profonde, occupe l'hypochondre gauche ; elle peut s'irradier vers l'abdomen, mais ordinairement elle se fait sentir jusque dans l'épaule gauche. Elle augmente dans les mouvements, par la toux, par l'éternument, par la marche ; la pression l'exaspère, dans quelques cas, elle la diminue. Cette douleur est continue ou intermittente.

La *tuméfaction* de la rate, effet inévitable de l'inflammation, peut se manifester à la simple inspection de la région de l'hypochondre gauche ; le toucher peut aider à la découvrir, mais la délimitation exacte de l'organe ne peut être fixée que par la percussion.

Les *signes généraux* sont des plus variables, et nous ne ferons que les indiquer : ce sont des nausées, des vomissements bilieux, muqueux, sanguinolents (Naumann, Ribes, Heusinger) ; c'est encore la soif vive, la difficulté d'uriner, l'hémorrhagie intestinale (Naumann), la jaunisse et la dyspnée (Gicqueau). Mais ces symptômes appartiennent-ils bien à la splénite aiguë ? Ne sont-ils pas le résultat de quelque complication ? C'est un point qu'il est encore bien difficile de résoudre avec les matériaux que la science possède actuellement.

IV. **Marche et durée.** — Dans la marche de la splénite aiguë nous devrons considérer plusieurs cas : la maladie est très-aiguë, grave ; — la maladie est moins intense ; — la maladie guérit.

Dans les *cas graves*, l'invasion est marquée par un ou plusieurs frissons auxquels succèdent de la chaleur et bientôt après des sueurs abondantes.—Il y a un abattement considérable, des nausées, quelquefois des vomissements ; l'hypochondre gauche est tendu, douloureux. — Il y a de la soif, la fièvre est forte, continue, par accès qui tendent à se rapprocher et qui deviennent irréguliers. — En même temps l'état général s'aggrave ; il survient des hoquets, des défaillances, le ventre se ballonne ; la diarrhée se déclare, puis vient de l'agitation, du délire, et enfin la mort qui arrive 5, 6, 8 ou 10 jours après l'invasion.

Dans les *cas moins intenses*, les symptômes aigus s'amendent au bout de 7 ou 8 jours ; la fièvre tombe, la douleur disparaît. Cette époque paraît coïncider avec la réunion du pus en foyer ; alors ce pus peut se vider dans le péritoine, et on voit survenir tous les signes d'une péritonite subaiguë, suivis bientôt de la mort.

Dans les *cas heureux*, la splénite aiguë ne se termine pas par la mort ; elle guérit par l'heureuse évacuation du pus, par résorption de ce même pus, ou par simple résolution sans qu'il y ait eu de suppuration en aucune sorte.

V. **Diagnostic.** — La splénite est souvent méconnue, et lorsqu'il existe des phénomènes morbides tranchés, on court le risque de les prendre pour des symptômes produits par toute autre affection. La pleurésie, l'inflammation du lobe inférieur du poumon gauche, la néphrite ne peuvent pas être confondues avec la splénite, et quoique les auteurs aient cherché à en établir le diagnostic différentiel, nous ne ferons que les indiquer. Il est plus difficile de distinguer la splénite de la péritonite partielle, ou d'une maladie de l'estomac et du foie ; souvent, malgré une appréciation rigoureuse des symptômes, on ne peut arriver à aucun diagnostic précis. La percussion est le mode d'exploration qui peut seul nous fournir quelque lumière ; le siége et l'étendue de la matité splénique, la douleur et l'absence de tout symptôme que l'on puisse rapporter au trouble fonctionnel des viscères voisins, mettront sur la voie du diagnostic. Il faut donc s'assurer avant tout que les organes, dont les troubles fonctionnels pourraient simuler les symptômes de l'inflammation splénique, jouissent de toute leur intégrité, et ce n'est qu'après avoir procédé ainsi par voie d'élimination que l'on pourra soupçonner l'existence de la phlegmasie (*Compendium de médecine pratique*).

VI. Étiologie. — Les causes de la splénite sont externes ou internes. Parmi les premières nous rangerons les violences extérieures, les coups et les chutes. Là se bornent les notions étiologiques un peu précises, et ce n'est qu'avec les plus grandes réserves que nous noterons parmi les causes internes la suppression d'un flux habituel, hémorrhoïdal, menstruel ou autres, ainsi que les courses prolongées, que nous trouvons signalées dans la thèse de M. Gicqueau. — Le séjour dans les contrées marécageuses peut favoriser la production de la phlegmasie splénique, mais il expose beaucoup plus à l'hypérémie et plus tard à l'hypertrophie.

VII. Traitement. — Dans la splénite aiguë, on pourra essayer, avec prudence les ventouses scarifiées, au début, et plus tard des vésicatoires ou même la cautérisation transcurrente.

Il est une question thérapeutique qui se pose ensuite et qui a une certaine importance. Doit-on administrer les antipériodiques ? Nous les trouvons conseillés par la plupart des auteurs qui, d'ailleurs, avouent que les faits manquent pour en apprécier convenablement l'opportunité.

III

SPLÉNITE CHRONIQUE

On donne le nom de splénite chronique à l'inflammation chronique de la rate. — Il nous sera bien difficile d'en tracer l'histoire, car les éléments nous manquent à peu près complétement ; les auteurs, en effet, ont confondu sous ce nom les altérations les plus différentes, et surtout l'hypertrophie, le ramollissement ou l'induration chronique de la rate. — Nous essayerons toutefois d'en donner les principaux caractères.

I. Anatomie pathologique. — La présence du pus infiltré dans le parenchyme de la rate, ou réuni en foyers enkystés, ou encore réuni en une collection unique qui a détruit tout le tissu converti en une vaste poche purulente, c'est là une lésion qui atteste, à coup sûr, l'existence d'un travail phlegmasique, pourvu qu'elle ne dépende pas du ramollissement du tubercule, pourvu surtout qu'elle ne soit pas le résultat de l'infection purulente. — On a dit que le pus splénique rougeâtre, lie de vin, contenait des débris de la substance ramollie de la rate, des fragments de fibrine, du sang ; cela est vrai dans un grand nombre de cas, mais dans d'autres, le pus blanc et verdâtre ressemble à tous les autres pus (Monneret).

Les adhérences plus ou moins étroites qui unissent la rate au diaphragme, à l'estomac ou aux parois abdominales, si elles sont accompagnées d'hypertrophie avec induration, annoncent l'existence d'une inflammation chronique.

II. Symptômes. — Les symptômes de la splénite aiguë peuvent exister un certain temps, lorsque la phlegmasie chronique n'est pas primitive ; le diagnostic est alors un peu moins obscur. Aux symptômes locaux fournis surtout par la percussion, il faut joindre les troubles fonctionnels dont les viscères abdominaux sont le siége.

Douleur sourde et obtuse, sensation de pesanteur, digestion difficile, borborygmes, malaise, soif vive, céphalalgie, parfois constipation : voilà les symptômes les plus habituels.

On a cité encore l'ascite, l'œdème et les ulcères des jambes, les hémorrhagies par diverses voies, etc.; nous ne nous y arrêtons pas parce que nous croyons que ces symptômes sont dus à quelque complication dont on n'a pas tenu compte ou qui même a échappé.

III. Marche et durée. — La marche est lente et continue ; la durée en est très-variable ; toujours assez longue, elle peut être presque illimitée.

IV. Étiologie. — Les causes de l'inflammation chronique bien caractérisée ne peuvent guère être cherchées que dans les violences extérieures. On a vu à la suite de coups, de chutes sur la région splénique, la rate se tuméfier, devenir douloureuse et présenter après la mort, survenue plus ou moins longtemps après la violence, des traces de suppuration. En pareil cas, l'existence de l'inflammation n'est pas douteuse. — Quelquefois aussi, on a trouvé du pus dans la rate alors que rien antérieurement ne faisait prévoir l'existence de ces collections ; ces cas sont rares.

Les fièvres paludéennes peuvent-elles produire l'inflammation chronique? Si nous nous en rapportons aux auteurs, nous répondrions par l'affirmative ; mais, comme nous l'avons dit, tout étant confusion entre la splénite chronique et l'hypertrophie, il est bien difficile de formuler un avis motivé sur l'observation clinique.

V. Traitement. — Révulsion à l'aide des vésicatoires ou des cautères ; médication antipériodique dans le cas où l'on soupçonnerait l'intoxication paludéenne : voilà les bases de la thérapeutique. Ajoutons que les préparations arsenicales pourraient être employées dans le cas où le quinquina n'aurait pas réussi.

CHAPITRE III

HÉMORRHAGIE DE LA RATE

On donne le nom d'hémorrhagie ou d'apoplexie de la rate à l'épanchement de sang dans la trame de l'organe ; on réserve le nom de rupture à la déchirure du tissu propre de la rate, et à l'extravasation sanguine qui en est la conséquence. Nous serons bref sur l'hémorrhagie de la rate, lésion mal connue, surtout dans ses symptômes ; toutefois ce que nous en dirons ici devra être complété par l'article que nous réservons aux *ruptures* de l'organe.

I. Bibliographie. — La bibliographie de l'hémorrhagie est à peu près bornée aux quelques observations contenues dans les *Bulletins de la Société anatomique* (Tome I, p. 53 ; t. IV, p. 131 ; t. VII, p. 122 ; t. XXI, p. 331 ; t. XXIII, p. 94 ; t. XXIV, p. 361 ; t. XXVIII, p. 82 et 155 ; t. XXIX, p. 366), et à quelques notions incomplètes dispersées çà et là dans les divers ouvrages traitant des *fièvres intermittentes, pernicieuses ou autres, de la fièvre typhoïde, du scorbut,* etc.

II. Anatomie pathologique. — L'hémorrhagie de la rate se présente sous deux formes : elle peut être *limitée* ; elle peut être *diffuse*.

Quand l'hémorrhagie est limitée, on trouve un ou plusieurs foyers sanguins, plus ou moins considérables, ressemblant assez aux foyers d'apoplexie pulmonaire. Ces foyers forment tous les intermédiaires depuis un foyer rouge plus ou moins noirâtre de sang peu altéré, jusqu'au foyer grisâtre et fibrineux ; on peut d'ailleurs quelquefois trouver des foyers sanguins récents à côté de noyaux décolorés d'apoplexies anciennes.

L'hémorrhagie peut être diffuse, disséminée, et dans ces cas, il y a le plus souvent ramollissement et hypérémie de l'organe ; le parenchyme est comme infiltré de sang ; il est transformé en une masse noire, friable, semblable en quelques points à de la bouillie, et ne laissant plus reconnaître que quelques rares vestiges du tissu normal.

III. ÉTIOLOGIE ET PATHOGÉNIE. — Les fièvres paludéennes, la fièvre typhoïde, la fièvre jaune, le scorbut, la morve, le charbon, telles sont les affections dans lesquelles on rencontre le plus ordinairement l'hémorrhagie de la rate.

Par quel mécanisme se fait cet épanchement de sang? Le plus souvent, l'apoplexie est précédée d'une maladie du sang ou de quelque pyrexie qui a accumulé dans la rate une quantité variable de liquide sanguin, ou qui a déterminé des lésions variables, hypertrophie ou ramollissement, qui facilitent la production de l'hémorrhagie. Comme cause d'apoplexie de la rate, M. Barth a signalé l'oblitération de la veine splénique; c'est une lésion que l'on a rencontrée plusieurs fois, et que viennent confirmer les expériences de M. Cruveilhier sur les animaux; chez eux, en effet, l'oblitération des veines a été suivie de la production de foyers hémorrhagiques. Dans les cas d'apoplexie du poumon, n'a-t-on pas d'ailleurs observé des phlébites oblitérantes des veines pulmonaires ? Pourquoi n'en serait-il pas de même pour l'organe splénique ?

IV. SYMPTÔMES ET DIAGNOSTIC. — Je serai bref sur ce point; rien en effet n'annonce le développement de l'hémorrhagie, si ce n'est l'ensemble des symptômes propres à l'hypérémie dont elle est à peu près constamment précédée : douleur, matité, résistance au doigt. Il faudra tenir compte aussi des signes que présentent les maladies dans lesquelles on l'observe habituellement.

V. MARCHE; DURÉE; TERMINAISONS. — La marche et la durée de l'hémorrhagie splénique sont subordonnées à la maladie première. L'épanchement sanguin peut s'enkyster, et se résorber à peu près complétement sans amener de graves accidents : c'est ainsi que, assez souvent, chez des individus ayant présenté pendant la vie, des caractères de la fièvre intermittente, on trouve d'anciens foyers d'apoplexie. La résorption ou l'enkystement du liquide n'a pas toujours lieu ; l'état apoplectique peut n'être que le premier stade d'une rupture qui sera à peu près constamment mortelle.

VI. Traitement. — Nous n'avons rien à dire du traitement, qui relève entièrement de celui qui est applicable aux affections dans lesquelles s'observe l'hémorrhagie.

CHAPITRE IV

INFARCTUS DE LA RATE

On nomme *infarctus de la rate* l'altération anatomique d'une portion plus ou moins grande du parenchyme splénique, survenant par défaut de nutrition à la suite de l'oblitération du groupe artériel qui s'y rend.

I. Bibliographie. — Parmi les ouvrages à consulter nous citerons particulièrement les suivants :

J. Cruveilhier. — *Traité d'anatomie pathologique générale*, t. IV, p. 227 et 826, 1846.

Senhouse-Kirke. — *Medico-chirurgical Trans.*, t. XXXV, et *Archives générales de médecine*, p. 297, 1853.

Virchow. — *Gesam. abh. zur wissenschaftlichen Med.* Francfort, in-8°, VIII, 1856.

Lemarchand. — *Des oblitérations artérielles.* (*Thèse de Paris*, 1862.)

Bucquoy. — *Des concrétions sanguines.* (*Thèse pour l'agrég.*, 1863.)

Hermann. — *Des lésions viscérales suite d'embolie.* (*Thèse de Strasbourg*, 1864.)

Vast. — *De l'endocardite ulcéreuse.* (*Thèse de Paris*, 1864.)

Lefeuvre. — *Étude sur les infarctus viscéraux.* (*Thèse de Paris*, 1867.)

Feltz. — *Des embolies capillaires*, 1868.

Jœssel. — *Des tromboses et des embolies en chirurgie.* (*Thèse de concours pour l'agrégation.* Strasbourg, 1869.)

II. Anatomie pathologique. — L'expérimentation a été d'un grand secours pour élucider toutes les questions relatives aux infarctus viscéraux. Or il résulte des expériences que l'infarctus de la rate a toujours été marqué à son début par une turgescence violacée, limitée à tout le département vasculaire privé de la circulation artérielle. Cette turgescence ne peut guère être expliquée autrement que par la stase sanguine augmentée par le reflux du sang veineux vers les petits vaisseaux artériels restés vides, et par la paralysie locale des vaisseaux et de toutes les fibres musculaires contractiles de la rate qui sont en rapport avec ces vaisseaux (Lefeuvre). Bientôt l'infarctus se décolore et passe à l'état d'infarctus jaune. C'est dans cet état qu'il est le plus fréquent de l'observer chez l'homme.

Les infarctus de la rate ont une grande tendance à se ramollir et à se réduire en bouillie ou même en kystes puriformes ; cela est dû sans doute à la prédominance des sucs liquides dans le parenchyme de la rate ; les kystes purulents peuvent même se rompre dans le péritoine. Quelquefois aussi les infarctus jaunes s'entourent d'une pseudo-membrane, et parfois ils disparaissent en partie ou en totalité, laissant à leur place une cicatrice déprimée.

Les infarctus de la rate sont solitaires ou multiples ; on peut en rencontrer deux, trois, quatre, quelquefois cinq ou six. Leur forme rappelle la distribution des vaisseaux ; elle a été comparée à un cône qui aurait sa base à la surface externe, et son sommet au hile de la rate. Le volume peut varier considérablement : on a vu un infarctus occupant la moitié de la rate ; d'autres fois, les infarctus sont à peine gros comme des lentilles.

III. Pathogénie. — L'infarctus de la rate est produit par l'oblitération d'une ou de plusieurs artérioles par un caillot sanguin. Quelques auteurs ont admis que cette coagulation vasculaire était toujours secondaire et déterminée par la maladie du parenchyme ; mais il est facile de démontrer que cette obstruction qui accompagne les infarctus a quelquefois été produite par une embolie facilement reconnaissable, comme un morceau de valvule ou une végétation cardiaque. Pour les cas de thromboses simples, la coagulation a généralement pour cause les altérations des parois vasculaires, et la plus commune est la dégénérescence graisseuse. L'incrustation calcaire peut aussi se rencontrer isolément ou coïncider avec l'altération graisseuse. Ces lésions ayant pour effet commun de déterminer des thromboses amènent ainsi l'altération du parenchyme où se distribuent les vaisseaux oblitérés.

IV. Étiologie. — L'infarctus de la rate reconnaît donc pour cause l'oblitération artérielle par embolie ou par thrombose ; mais il faut maintenant remonter plus loin et indiquer quels sont les états morbides qui peuvent donner lieu à ces lésions cardiaques et vasculaires. On trouve d'abord le rhumatisme qui agit surtout en déterminant des altérations du cœur, péricardite, endocardite, épaississements et végétations vasculaires. L'état puerpéral, l'alcoolisme, la misère, un épuisement prématuré, la vieillesse, peuvent aussi amener des lésions multiples du système circulatoire et par suite des infarctus. Un peu plus loin, quand nous traiterons des abcès métastatiques, nous étudierons le rôle de l'infection purulente par rapport aux infarctus.

V. Symptômes et diagnostic. — Les infarctus de la rate ne se traduisent extérieurement par aucun signe ou aucun symptôme appréciable ; aussi le diagnostic est-il à peu près impossible pendant la vie. On peut tout au plus avoir quelques présomptions lorsque l'on a constaté les symptômes d'une lésion cardiaque ou vasculaire, se rapportant à une des causes que nous avons mentionnées précédemment.

CHAPITRE V

ABCÉS DE LA RATE

Les abcès de la rate ne sont pas fréquents ; cependant l'inflammation du tissu splénique peut parcourir ses divers stades et se terminer par la suppuration ; il se forme alors ce qu'on peut appeler des abcès proprement dits ou idiopathiques. Mais on rencontre encore dans la rate, comme d'ailleurs dans la plupart des autres organes, le foie, le poumon, les reins, des collections purulentes consécutives à la pyohémie ; ce sont les abcès métastatiques. — Nous devrons donc diviser ce chapitre en deux parties : 1° abcès de la rate idiopathiques ; 2° abcès métastatiques.

ABCÈS IDIOPATHIQUES DE LA RATE

Le fait de purulence du tissu propre de la rate est assez rare; on n'en trouve dans les auteurs que peu d'exemples à l'aide desquels nous allons essayer d'en tracer l'histoire.

I. BIBLIOGRAPHIE. — Parmi les ouvrages ou les observations que nous avons surtout mis à contribution, nous signalerons les suivants :

PORTAL. — *Anatom. méd.*, t. V, p. 335.

COZE. — *Journal de médecine*, 1790.

ASSOLANT. — *Recherches sur la rate.* Paris, an X.

AUDOUARD. — *Ouvrage déjà cité;* 1839.

SCHLICHTING. — In *Transact. philos.*, n° 446.

HEUSINGER. — *Ouvrage cité*, page 90; 1820.

GRONATELLI. — *Animadversiones ad varias acutœ et chronicœ splenitidis historias.* Florence, 1821.

COOPER. — *Abcès de la rate constituant une poche limitée par des adhérences de la rate avec le foie et le diaphragme*, dans *London med. and surg. Journ.*, Avril 1829.

OBSERVATION *d'un abcès de la rate (Rust. Magazine*, t. XXXI, cap. II, p. 287).

NAUMANN. — *Ouvrage déjà cité*, t. VII, p. 379. Berlin, 1835.

NASS (de Bonn). — *Archives générales de médecine*, 1839.

GICQUEAU. — *De la splénite (Thèse de Paris*, 1842).

COUTENOT. — *Contribution à la pathologie de la rate* (*Bulletin de la Société de médecine de Besançon*, 1867).

GLUGE. — *Abcès de la rate ; guérison* (*Bulletin de l'Académie royale de Belgique*, t. IV, p. 123, 1870).

BULLETINS *de la Société anatomique*, t. V, p. 47, 183 ; t. X, p. 10 ; t. XXIII, p. 155, 159 ; t. XXVI, p. 8 ; t. XXVII, p. 207.

II. ANATOMIE PATHOLOGIQUE. — Au point de vue de l'anatomie pathologique, nous devons considérer l'abcès récent et l'abcès ancien. — Dans les abcès récents on trouve la cavité remplie d'un pus jaune pâle ; les parois sont formées par la substance splénique, imprégnée d'exsudat, et envoyant souvent dans l'intérieur de l'abcès des prolongements trabéculaires. — Lorsque la suppuration dure déjà depuis longtemps, on découvre diverses espèces d'altérations. D'abord les parois de l'abcès sont lisses, et il peut s'être formé une capsule de tissu conjonctif, parcourue par des vaisseaux. Cette capsule sépare le foyer d'avec les parties voisines; plus tard, elle sert à la résorption, alors que les parois de l'abcès se rapprochent et finissent par se confondre. Plus tard alors, on trouve une dépression cicatricielle dans le tissu splénique.

Les abcès de la rate paraissent avoir peu de tendance à proéminer à l'extérieur; on en a vu cependant assez souvent soulever la capsule; Portal dit qu'il est fréquent de trouver de ces collections purulentes, qui détruisent plus ou moins complétement le tissu de la rate et quelquefois de telle manière, qu'il ne reste de ce viscère que sa tunique propre, qui forme alors un kyste rempli de pus. « Ces foyers ont même, dit l'anatomiste célèbre que nous citons, souvent donné lieu à une mort prompte, par leur rupture dans la cavité abdominale; c'est ce que j'ai vu arriver à deux personnes qui étaient déjà réduites au marasme par la fièvre lente; quelquefois, le même effet est aussi survenu dans des sujets chez lesquels on n'avait pas même soupçonné l'existence d'un pareil dépôt. » — Des abcès de la rate se sont frayé une route dans l'estomac (Coze), dans le côlon, dans le rein gauche, dans la cavité gauche de la poitrine, dans les bronches (Nass) ; d'autres ont fini par un épanchement de pus derrière le péritoine; alors le pus a parcouru un chemin plus ou moins étendu, s'est frayé une route à travers les muscles abdominaux (Assolant), et a donné lieu à une ou plusieurs ouvertures par lesquelles des fragments de la rate sont sortis. — Le pus d'un abcès de la rate peut encore se frayer une issue dans le tissu de la région lombaire ou dans le petit bassin; la thèse de M. Lomel en contient un bel exemple. — On a encore vu le pus être évacué par la vulve (Schlichtung).

Le pus est jaune grumeleux, assez souvent rougeâtre, renfermant des débris de la substance splénique ; quelquefois il est complétement couleur lie de vin ; dans un cas, rapporté par M. Gluge, à côté de globules de pus, on trouvait une quantité énorme de grandes cellules à un noyau, renfermant des globules rouges de sang, plus ou moins irréguliers et des cellules à pigment noir, semblables à celles qu'on trouve dans la rate normale.

Assez souvent, il survient entre la rate et les tissus environnants des adhérences étroites ; la paroi abdominale , le diaphragme et l'estomac forment avec l'enveloppe fibreuse de l'organe une masse dans laquelle on ne sépare qu'avec peine les différents tissus ; tantôt l'adhérence n'a lieu qu'entre la rate, le diaphragme et le foie, qui constituent les parois d'une vaste poche, ou de plusieurs cavités irrégulières dans lesquelles est renfermé le pus (Cooper).

III. Étiologie. — L'inflammation splénique donnant lieu à des abcès est une affection rare dans les climats tempérés ; nous ne voyons pas d'ailleurs qu'on la rencontre beaucoup plus souvent dans les climats brûlants ou sous les tropiques. Il n'est pas toujours possible de découvrir la cause de l'inflammation suppurative de la rate. On peut cependant noter : 1° La *contusion* de la rate par un choc, une chute, un coup ou une action traumatique quelconque. — 2° L'*infection palustre :* cette cause est rare, car elle n'est pas signalée par la plupart des auteurs, qui ont écrit sur les fièvres intermittentes. M. Coutenot, dans son travail, fait cependant allusion à deux cas, observés par M. Muller, et qui semblent bien être le fait de l'intoxication paludéenne. — 3° La *fièvre typhoïde :* on en trouve plusieurs cas dus à cette affection ; les *Bulletins de la Société anatomique* en contiennent quelques-uns et M. Coutenot en a rapporté un qui lui est personnel ; il en fait une lésion propre à la fièvre typhoïde, tout comme la lésion folliculaire instestinale, tout comme la lésion folliculaire mésentérique ; seulement la suppuration s'observe rarement, parce que l'altération n'atteint généralement pas son summum, et ne va que jusqu'au ramollissement. — 4° Le *refroidissement :* c'est la seule cause que nous trouvions signalée dans une observation très-intéressante, rapportée par M. Gluge.

IV. Symptômes. — Il y a des cas où aucun trouble fonctionnel, aucune altération locale ne vient pendant la vie déceler l'existence du travail inflammatoire et où, à l'autopsie, on a trouvé de volumineux abcès spléniques, dont on n'avait pas soupçonné la formation. Toutefois, il n'en est généralement pas ainsi, mais il est juste de dire que l'ensemble des symptômes varie à l'infini. Aussi, pour tracer une description générale des abcès de la rate, nous allons choisir de préférence les cas simples d'origine traumatique ; ce sont ceux, en effet, qui, le plus souvent, sont exempts de complications.

Après une chute sur l'hypochondre gauche, après un coup, une contusion, les malades se plaignent de douleurs, d'une sensibilité anormale du côté gauche; à l'aide de la percussion, on découvre que la rate est amplifiée. En même temps que le gonflement et l'endolorissement de la rate, apparaissent d'habitude des accès d'une fièvre plus ou moins intense, à laquelle peuvent se joindre des nausées et des vomissements. Ces phénomènes peuvent durer assez longtemps, et la marche ultérieure est fort diverse. Dans certains cas heureux, la suppuration se résorbe, l'abcès peu à peu diminue, tandis que les symptômes disparaissent progressivement. Au contraire, les phénomènes peuvent ne pas s'amender, et alors la la maladie a une issue fatale, qui arrive ordinairement au milieu d'accidents typhoïdes.

Telle est l'esquisse générale des symptômes ; il est nécessaire maintenant de nous appesantir sur les principaux.

1° *Aspect extérieur*. — La seule inspection peut quelquefois fournir quelques renseignements. Ainsi M. Gluge rapporte que, dans le cas par lui observé, il y avait du côté gauche, entre la huitième et la dixième côte, une légère voussure. Habituellement, c'est en vain qu'on cherche dans l'hypochondre un changement appréciable à la vue, et il faut recourir à la percussion pour déterminer le volume de l'organe.

2° *Douleur*. — Dans l'abcès de la rate, la douleur manque rarement; elle est signalée dans la plupart des observations ; parfois obscure, elle est généralement augmentée par la percussion. Elle est d'autant plus intense que l'inflammation siége dans les parties les plus superficielles de l'organe. Assez souvent, il y a, pour le malade, impossibilité de se placer sur le côte droit (Naumann).

3° *Troubles de la digestion*. — Les fonctions digestives peuvent rester intactes ; cependant on trouve souvent l'inappétence, les nausées, les vomissements.

4° *Troubles de la circulation et de l'innervation*. — Quand l'abcès se forme, on observe du frisson, une augmentation, vers le soir, dans la fréquence du pouls et dans la température. Il n'est pas rare que l'ensemble des phénomènes fébriles revête la caractère intermittent, et se manifeste suivant les types quotidien, tierce ou quarte. L'accès peut être pernicieux, à forme syncopale, et enlever le malade très-rapidement. C'est ce qui arriva dans un cas, dont l'observation a été communiquée par M. Coutenot à la Société de médecine de Besançon.

V. Marche et durée. — Le pus de l'abcès de la rate peut être re-sorbé, se vider dans l'abdomen, s'ouvrir un passage à l'extérieur ou se vider dans différents viscères.

Le pus peut être résorbé. — C'est là une opinion que nous trou-vons émise dans différents auteurs, mais sans preuves à l'appui ; ce qui arrive bien plus souvent, c'est que le malade s'amaigrit, que la face devient pâle ou plombée, que l'appétit diminue et que la fièvre hectique, avec tout son cortége, vient terminer la maladie.

Le pus peut se vider dans l'abdomen. — Dans ces cas, il survient une péritonite promptement mortelle (Gronatelli, Portal).

Le pus peut s'ouvrir un passage à l'extérieur. — Dans ces cas, le pus traverse les parois abdominales, unies à la rate par des adhé-rences ; il peut encore fuser entre les muscles et le feuillet pariétal du péritoine et faire saillie dans le dos, les lombes ou la paroi tho-racique (Naumann). Si l'on pratique alors une ponction, on donne issue au liquide et on peut obtenir la guérison.

Le pus peut se vider dans différents viscères. — Le plus souvent, l'abcès s'ouvre dans l'estomac, d'où le pus est rejeté par le vomisse-ment ou par les selles ; la mort est le résultat fréquent de cette per-foration ; on cite cependant au moins un cas de guérison (Fouquier). On a vu l'abcès se vider dans le côlon transverse (Gronatelli), dans le duodénum, dans les bronches ; on en a même cité, qui s'étaient ouverts dans les reins ou dans la vessie, parce que les malades avaient rendu du pus par les urines. — Sans nier ces faits, il ne faut toutefois les accepter qu'avec réserve, car les symptômes qu'on s'est cru en droit de rapporter à un abcès de la rate pourraient avoir été occasionnés par une maladie, dont le siége n'affectait pas sûre-ment l'organe splénique.

VI. Diagnostic. — Parmi les affections de la rate pouvant être con-fondues avec les abcès, nous trouvons d'abord les *kystes* séreux et hydatiques. Ils se distinguent assez facilement à l'aide de l'absence de la douleur, de leur lente croissance, du manque de fièvre et de la conservation des fonctions nutritives. — Le *cancer* de la rate a aussi une marche complétement différente et qui empêche toute erreur. — La *périsplénite* ressemble assez aux abcès du parenchyme de la rate ; mais cependant ces inflammations superficielles, dont on voit souvent chez les vieillards les traces sous forme de plaques perlées, ne paraissent pas déterminer une augmentation aussi con-sidérable de l'organe. — Quant aux *abcès enkystés* entre la surface de la rate et le diaphragme, ils doivent gêner considérablement la respiration, et ils paraissent s'être toujours terminès fatalement, ainsi que Magnus Huss dit en avoir vu plusieurs cas par rupture à l'intérieur (Gluge).

Parmi les maladies des organes voisins pouvant rendre le diagnostic difficile ou incertain, il faut placer surtout les affections rénales et particulièrement les kystes et les abcès. Le siége et le caractère de la douleur d'abord, l'examen de l'urine ensuite, lèveront généralement les doutes du médecin. Dans les affections du rein en effet, la douleur, sourde et profonde, part du flanc et se dirige en suivant le trajet de l'uretère jusqu'à la vessie, et dans la cuisse correspondant au côté affecté. — Dans les abcès du rein, l'urine est trouble, blanchâtre, lactescente ; et elle peut contenir une quantité souvent considérable de pus, lorsque l'abcès s'est ouvert dans un calice.

VII. Traitement. — Lorsque la médication dirigée contre l'inflammation n'a pas empêché la suppuration, il faut s'empresser de s'opposer à l'épuisement qui survient assez rapidement. Les toniques devront être employés ; il ne faudra même pas craindre d'administrer le sulfate de quinine en potion, de façon à empêcher ou à diminuer les accès fébriles, qui peuvent être mortels.

Le diagnostic étant posé d'une façon certaine, on devra songer à l'évacuation du pus. La marche à suivre est celle qu'ont employée MM. Gluge et de Roubaix, dans un cas qui se termina par la guérison. — Il faut d'abord, à l'aide de caustiques, provoquer des adhérences entre la rate et la paroi abdominale ; puis on pourra alors, par une ponction exploratrice, s'assurer de l'existence de l'abcès. L'issue d'une quantité plus ou moins considérable de pus fournira une preuve évidente. Alors il faudra, là où l'abcès fait saillie, ordinairement entre la neuvième et la dixième côte, pratiquer une incision qui donnera passage au liquide purulent. On pourra laisser une mèche à demeure pendant quelque temps, et le traitement consistera ensuite à provoquer l'évacuation complète par des cataplasmes constamment renouvelés.

II

ABCÈS MÉTASTATIQUES

On donne le nom d'*abcès métastatiques* aux abcès multiples développés dans le cours de la pyohémie. On peut les rencontrer dans presque tous les points de l'économie, dans les poumons, dans le foie, dans les reins, dans les muscles, etc. : nous ne nous occuperons ici que des abcès métastatiques de la rate.

I. Bibliographie. — La bibliographie des abcès de la rate est nécessairement celle de l'infection purulente ; ne pouvant citer tous les ouvrages qui traitent de la pyohémie, nous nous contenterons d'indiquer les principaux :

Dance. — *De la phlébite*, t. XVIII, p. 520. (*Archives générales de médecine*, 1828.)

Maréchal. — *Sur les altérations qui se développent au sein des principaux viscères à la suite de blessures et des opérations.* (*Thèse de Paris*, 1828.)

Fleury. — *Essai sur l'infection purulente*, 1844.

Castelnau et Ducrest. — *Sur les abcès multiples.* (*Mémoires de l'Académie de médecine*, 1845.)

Sédillot. — *De la pyohémie*, 1849.

Hermann. — *Des lésions viscérales, suite d'embolie*, 1864.

Braidwood, — *De la pyohémie*, 1870.

Hirtz et Straus. — Article *Embolie* du *Dictionnaire de médecine et de chirurgie pratiques*, 1870.

II. Anatomie pathologique. — Dans la pyohémie, la rate est tuméfiée, noirâtre, marbrée, ramollie, parsemée de petits abcès métastatiques qui semblent se développer de préférence dans les parties les plus extérieures de l'organe ; quand il en existe à la fois dans l'intérieur et à la périphérie, les plus extérieurs sont presque toujours les plus nombreux. Telle n'est cependant pas l'opinion de Braidwood, qui pense que ces abcès se trouvent généralement dans la portion centrale de l'organe. Ces collections sont rarement uniques ; elles sont ordinairement multiples ; on en compte quelquefois six, huit, dix ; dans quelques circonstances, l'organe splénique en est comme farci. Leur volume est loin d'être toujours le même ; il en est de la grosseur d'un |pois et au-dessous, d'autres qui ont le volume d'une grosse noix ; il y a d'ailleurs une multitude d'intermédiaires qu'il est impossiblede signaler. En général, elles sont d'autant moins volumineuses, chacune en particulier, que le nombre en est plus grand. Ces collections donnent lieu à de petites tumeurs d'une forme ordinairement arrondie et globuleuse, et quelquefois cependant irrégulière et inégalement circonscrite. En général, elles affectent la première de ces deux formes, quand elles sont situées profondément au milieu du parenchyme ; et la seconde, au contraire, quand elles sont placées plus ou moins immédiatement au-dessous de la membrane d'enveloppe.

La matière que renferment ces collections ne se présente pas toujours sous le même état et avec les mêmes caractères. Elle est d'abord seulement infiltrée au milieu de la substance parenchymateuse ; d'autres fois, il y a un véritable abcès, et le pus est souvent séreux, trouble, jaune ou verdâtre, parfois épais, homogène et bien lié (Maréchal). Le pus est quelquefois entouré d'une fausse membrane, plus souvent il baigne à nu la substance de l'organe qui l'entoure. On voit, dans quelques cas, une auréole d'une ou deux lignes d'épaisseur, d'un rouge jaune, jaune brun ou verdâtre. Cette zone peut ne pas exister, et les tissus parfaitement sains forment les parois du foyer (Sédillot).

III. Pathogénie. — Les abcès métastatiques de la rate sont évidemment une des manifestations de l'infection purulente ; mais comment se forment-ils ? quelle en est la genèse ? Sur ce point, les esprits ont été longtemps divisés. Dance et Blandin crurent que les abcès métastatiques naissaient sous l'influence d'épanchements sanguins qui leur servaient de noyaux. Cette fluidité du sang avait pour cause son altération. Maréchal et Velpeau admirent le simple dépôt du pus en nature ; enfin M. Cruveilhier formula nettement son opinion en déclarant que tous les abcès métastatiques étaient le résultat de phlébites capillaires. Aujourd'hui, il y a un accord parfait pour admettre que, dans l'infection purulente, le sang est altéré par le pus, mais la phlébite capillaire est insuffisante pour expliquer seule la production des abcès métastatiques ; en bonne logique, on ne peut admettre quand même la phlébite dans les cas assez nombreux où la dissection ne la révèle pas. Il faut donc chercher un autre processus, et l'embolie paraît jouer un rôle considérable dans la genèse de ces abcès secondaires. La plupart des observateurs récents admettent que deux produits versés dans le sang peuvent faire office d'embolie : les détritus fibrineux et les leucocytes provenant d'un foyer purulent ou putride primitif.

IV. Symptômes et diagnostic. — La sensibilité de l'abdomen révèle rarement les altérations de la rate ; cependant la percussion et l'emploi bien dirigé de la main pour apprécier le volume et la résistance de l'organe splénique, seraient des ressources de diagnostic précieuses. Évidemment, ce ne sont pas là les moyens d'arriver à la connaissance de la pyohémie, toujours révélée par des signes beaucoup plus certains, mais ils pourraient du moins aider à constater les lésions locales. C'est ainsi que M. Sédillot rapporte le fait d'un épanchement dans le péritoine à la suite d'un abcès métastatique de la rate ouvert dans l'abdomen. La vivacité des douleurs aurait pu faire supposer l'existence d'une péritonite dont la cause serait alors semblable à celle des pleurésies déterminées par la rupture intra-thoracique d'un abcès pulmonaire.

V. Pronostic et traitement. — Lorsque des abcès métastatiques existent dans les viscères, et en particulier dans la rate, le pronostic est d'une gravité extrême, et ce ne sera que bien rarement que l'on pourra empêcher une issue fatale. Ce que l'on a conseillé surtout, ce sont les purgations répétées et l'emploi journalier du sulfate de quinine. Ajoutons à cela quelques toniques et de bonnes conditions hygiéniques, et nous aurons résumé à peu près la thérapeutique de l'infection purulente confirmée.

SECTION TROISIÈME

LÉSIONS DE NUTRITION

Dans cette section nous faisons rentrer les états morbides caractérisés, soit par une modification dans le volume de la rate, *atrophie* et *hypertrophie*, soit par une modification dans la consistance du tissu, *ramollissement* et *induration*, soit encore par une abolition complète de la nutrition, c'est-à-dire la *gangrène*.

CHAPITRE PREMIER

ATROPHIE DE LA RATE

Indépendamment des diminutions de volume et de poids que peut subir la rate à l'état normal, il peut se produire, sous l'influence de troubles pathologiques, un amoindrissement de la glande et une diminution de son importance fonctionnelle. C'est cet état morbide que nous étudierons sous le nom d'atrophie de la rate.

I. Bibliographie. — Nous n'avons sur ce point que peu d'indications ; il faut signaler principalement :

Bulletins *de la Société anatomique*, t. XXIX, p. 15 et 17, 1854.
Kuttner. — *De l'atrophie de la rate. (Journal de médecine de Bruxelles*, p. 349, 1865.)
Ball. — *De l'atrophie. (Dict. encycl. des sciences méd.*, 1867.)

II. Anatomie pathologique. — Dans l'atrophie, la rate peut être réduite à des dimensions très-minimes ; elle peut n'avoir que la grosseur d'une noix, ou un peu plus, et être quelquefois difficile à trouver dans l'hypochondre gauche.

Dans l'atrophie simple, les dimensions varient entre 3 et 6 centimètres en hauteur, et 3 ou 4 en largeur ou dans le sens transversal, et dans ces cas, la forme de l'organe est généralement conservée. Mais quand l'atrophie est produite par la compression faite par une tumeur de nouvelle formation, tel qu'un cancer ou un kyste, alors la forme de la rate est considérablement modifiée ; et à côté de l'atrophie qui est toujours partielle on note un accroissement de l'organe plus ou moins considérable. Le *poids* varie également, depuis 10 ou 15 grammes jusqu'à 100 ou 120 grammes. Quant à la *couleur* de la rate, elle est le plus souvent modifiée. Le parenchyme est moins foncé, ordinairement décoloré. La *consistance* en est ferme, dure, fibro-cartilagineuse ; à la coupe, le tissu crie sous le scalpel.

Au microscope, les cellules capillaires, d'après Fuehrer, ne s'y trouvent qu'en petite quantité, de même que les corps de Malpighi ; le volume de ces derniers est bien moins considérable qu'à l'état normal.

III. Étiologie et pathogénie. — Tout ce qui retarde ou empêche, d'une manière durable, le mouvement circulatoire dans la rate peut servir de cause à l'atrophie. C'est ainsi que nous trouverons des atrophies générales ou partielles arrivant à la suite de diverses lésions de la texture de la rate ; mais nous les verrons aussi se développer spontanément.

1° *Atrophie par lésion de la texture de la rate.* — C'est ici que nous devrons mentionner les formes d'atrophie qui dépendent du développement dans la rate de produits de formation nouvelle d'échinocoques, de carcinome, de tubercules, ou bien qui sont dues à une dégénérescence de la glande, à la cirrhose et à l'induration ; c'est ici qu'il faut signaler également l'atrophie partielle consécutive à la cicatrisation d'abcès, ou à la transformation d'anciens épanchements sanguins.

2° *Atrophie par compression.* — L'atrophie peut être produite par la compression de l'organe du dehors au dedans ; disons toutefois que le plus souvent la perte de substance qu'éprouve la glande est minime et qu'il y a plutôt refoulement du parenchyme qu'atrophie. Ainsi les exsudats péritonéaux peuvent exercer une compression assez forte sur la rate, et laisser çà et là des dépressions assez apparentes. Les dilatations des portions de l'intestin contiguës à la rate peuvent avoir les mêmes suites, lorsque les circonvolutions distendues par des gaz, ou des matières fécales, exercent sur la glande une pression persistante. L'atrophie qui s'établit par ce mécanisme reste ordinairement partielle, et sa valeur clinique est en général médiocre. L'atrophie peut encore être produite par la compression résultant de l'inflammation chronique de la capsule de Malpighi, surtout alors que la membrane d'enveloppe a subi la dégénérescence osseuse ou cartilagineuse. Dans ces cas, l'atrophie porte sur la totalité de l'organe.

3° *Causes diverses*. — Comme causes de l'atrophie de la rate, nous devons mentionner encore la sénilité et le marasme, les cachexies.

IV. Symptômes. — La destruction d'une grande partie du parenchyme splénique, à la suite de l'atrophie, restreint nécessairement la valeur fonctionnelle de la glande.

Malheureusement l'obscurité la plus profonde règne encore sur ce sujet, et dans le petit nombre d'observations que nous avons pu consulter, nous ne trouvons pas de détails suffisants pour tracer la symptomatologie de l'affection. Le docteur Kuttner attribue la pigmentation des organes à l'atrophie de la rate et à la cessation de ses fonctions, mais c'est là un fait bien peu probant, et qui n'a que la valeur d'une simple hypothèse.

On devra toujours explorer la région splénique, et alors on pourra constater une diminution du volume de la glande suivant toutes les directions ; parfois on ne trouve nulle part d'obscurité du son. Quant à la palpation, elle est généralement impraticable.

V. Pronostic. — Par elle-même, l'atrophie de la rate ne mènerait probablement pas à une issue fatale. Quand la mort arrive, elle est la conséquence, soit de l'affaiblissement progressif, soit des états morbides qui compliquent l'affection de la rate et qui ont avec elle des relations plus ou moins étroites ; ainsi le cancer, les kystes, la péritonite, la dysenterie, etc.

VI. Traitement. — Si l'on vient à diagnostiquer l'atrophie de la rate, il faudra faire un traitement purement symptomatique, et qui consistera surtout à combattre l'anémie et la cachexie.

CHAPITRE II

HYPERTROPHIE DE LA RATE

Sous le nom d'hypertrophie de la rate, nous comprenons le gonflement de l'organe caractérisé par une simple augmentation de poids et de volume, mais sans changement de texture.

I. BIBLIOGRAPHIE. — Nous nous contenterons de citer les travaux les plus importants, et dans la foule nous distinguerons surtout les suivants :

PÉZERAT. — *Mémoires sur l'état de la rate dans les fièvres périodiques.* (*Archives générales de médecine*, IIe série, t. V, p. 199, 1834.)

NIVET. — *Recherches sur l'engorgement et l'hypertrophie de la rate.* (*Archives générales de médecine*, IIIe série, t. I, p. 330, 1838.)

HARDY. — *État de la rate dans les fièvres intermittentes.* (*Thèse d'agrégation en médecine*, 1844.)

LEMARCHAND. — *Des fièvres intermittentes et de leurs rapports avec certains états de la rate.* (*Thèse de Paris*, 1846.)

SANTOS-PÉREIRA. — Même sujet. (*Thèse de Paris*, 1846.)

LALANNE. —   id.   id.   1847.

SAMONDES.—   id.   id.   id.

CUIGNET. — *Des lésions de la rate ; de leurs rapports avec les fièvres intermittentes.* (*Thèse de Paris*, 1850.)

VIDAL. — *Quelques considérations sur la rate et les fièvres intermittentes.* (*Thèse de Paris*, 1854.)

COUILLAUT. — *De la symptomatologie organique générale de l'abdomen.* (*Thèse de Paris*, 1855.)

BENNETT. — *On leucocythemia*, 1852.

LUYS. — *Lésions de la rate dans la leucocythémie.* (*Société de biologie*, 1859.)

VIDAL. — *De la leucocythémie splénique*, 1856.

VIRCHOW. — Quatre mémoires dans *Archiv für pathol. Anat.* (Analyse dans les *Archives générales de médecine*, 1856.)

ISAMBERT. — *Observations diverses* et surtout l'article *Leucocythémie*. (*Dictionnaire encyclopédique*, 1869.)

VANLAIR et MASIUS. — *De la microcythémie.* Bruxelles, 1871.

Pour avoir une bibliographie complète, il faudrait, pour l'hypertrophie de cause paludéenne, consulter les divers ouvrages sur les
fièvres intermittentes et surtout la discussion qui eut lieu à l'Académie de médecine en 1855. Quant aux renseignements ayant trait à
l'hypertrophie leucocythémique, on les trouvera tous dans la bibliographie très-détaillée qui termine l'article de M. Isambert dans le
Dictionnaire encyclopédique des sciences médicales. Les journaux et
recueils périodiques, les *Bulletins de la Société anatomique* et ceux
de la *Société de biologie* contiennent aussi une foule d'observations
et de cas particuliers offrant pour la plupart un grand intérêt.

II. ANATOMIE PATHOLOGIQUE. — L'hypertrophie de la rate atteint
souvent des limites énormes ; à l'ouverture de l'abdomen, l'organe
splénique occupe quelquefois la plus grande partie de la moitié
gauche de la cavité abdominale ; elle s'étend depuis le niveau de la
sixième côte jusqu'à l'ombilic et même jusqu'au pubis (obs. de
MM. Barth, Bourdon, etc.) ; elle s'étend quelquefois vers la partie
supérieure et refoule le diaphragme à une hauteur très-grande,
jusqu'à la troisième côte ; Lamotte a même vu la rate remonter jusqu'au creux axillaire.

Les *dimensions* les plus fréquentes paraissent varier entre 25 et
30 centimètres de hauteur sur 15 à 18 de largeur. Le volume le plus
considérable que nous trouvions noté est de 41 centimètres de hauteur sur 20 centimètres de largeur et 7 d'épaisseur (Vidal). Le
poids est de 1 à 3 kilogrammes ; c'est dix à douze fois le poids
normal ; le poids le plus considérable donné par Vidal est $3^{kil},5$;
Becquerel a trouvé une rate de $4^{kil},400$; Kœberlé une de $6^{kil},250$;
M. Sappey, une de $7^{kil},130$ [1].

La *forme* de la rate est généralement conservée ; le plus souvent
cependant la concavité du hile est exagérée par suite de l'amplifica-

---

[1] A ce propos, M. Sappey a recherché les cas pathologiques où le poids de la
rate est le plus considérable, et voici ce qu'il dit : « On trouve en foule des rates
de 1 et 2 kilogrammes; celles qui pèsent 3 kilogrammes sont déjà beaucoup plus
rares. M. Grisolle a présenté à l'Académie de médecine une rate pesant 4 kilogrammes 100. Haller s'est plu à rassembler des cas de rate d'un volume énorme,
13 livres, 15 livres, 18 livres; d'après Colombat, une rate de 33 livres. — Si on
analyse ces faits, on voit que la rate citée par Colombat était encroûtée de cartilages ; dans plusieurs autres cas, il y avait aussi des altérations anatomiques
autres que l'hypertrophie. Reste le cas de rate de 43 livres; pour celui-là, il se
réduit à une hypertrophie bien modérée, car en remontant à la source, M. Sappey
vit que Haller l'avait empruntée à Hamerdingh, 1070, et celui-ci dit que cette
rate pesait 43 onces.

tion des lobes qui le limitent. La *couleur* est rouge violacé à l'extérieur ; à la coupe, le parenchyme offre une surface lisse dont la couleur, dans l'hypertrophie due à la fièvre intermittente, est la même qu'à l'état normal, un peu plus claire dans l'hypertrophie de la leucocythémie, un peu plus foncée dans celle de la fièvre typhoïde. La *consistance* est ferme, dense, si ce n'est dans les affections typhoïdes ; quelquefois le tissu conserve sa friabilité et sa souplesse ordinaires ; d'autres fois, et c'est surtout dans la leucocythémie qu'on le voit, il est comme carnifié, et au milieu les trabécules fibro-celluleux de la capsule apparaissent en tractus blancs manifestement hypertrophiés.

On a observé dans un certain nombre de cas la dilatation des vaisseaux courts et spléniques. Le volume de ces derniers atteint quelquefois celui du pouce. Cette dilatation des vaisseaux spléniques a été indiquée par Morgagni, Blasius, Monfredi, Fabrice de Hilden (Nivet).

Au microscope, on constate une hyperplasie avec induration des éléments normaux de la rate, et qui porte sur la trame fibreuse et sur les glomérules de Malpighi. Quelquefois, même à la simple vue, on aperçoit les corps de Malpighi qui se détachent en petits points blancs sur la pulpe rouge. L'histologie n'a pas encore dit en quoi diffèrent les diverses hypertrophies, qu'elles soient simples, palustres ou leucocythémiques. On a fait quelques hypothèses ; on a cru que, dans l'hypertrophie simple, le stroma de la glande, son tissu conjonctif sont surtout développés, tandis que, dans la leucocythémie, ce serait surtout le tissu adénoïde, mais nous pouvons dire qu'il n'y a pas encore de démonstration acquise, ni un fait suffisamment élucidé et accepté de tous.

III. ÉTIOLOGIE. — L'hypertrophie de la rate peut être due à diverses circonstances ; nous n'en connaissons pas plus la cause prochaine que les lois qui régissent la nutrition de la glande à l'état normal. Une congestion permanente de l'organe paraît pouvoir, à certains égards, concourir à l'hypertrophie, mais elle ne suffit pas, puisque souvent elle existe pendant longtemps sans que la nutrition se trouve influencée.

L'hypertrophie de la rate se rencontre à tous les âges ; elle paraît cependant plus fréquente de 20 à 40 ans, mais on l'a observée dans la vieillesse la plus avancée comme dans la plus tendre enfance ; elle peut être congénitale, et on l'a même signalée chez le fœtus, où elle peut être un cas de dystocie. Ainsi, M. le docteur Petit-Mangin, de Remiremont, a communiqué à la *Gazette médicale* (1833, p. 418) un fait d'ascite du fœtus pour lequel il fut obligé d'ouvrir la poitrine dégagée en partie hors de la vulve afin de pénétrer dans le ventre à travers le diaphragme. Il évalue à 12 ou 15 litres le liquide qui s'échappa de la cavité abdominale. A l'autopsie, la rate fut trouvée hypertrophiée et pesant une livre et demie.

On rencontre l'hypertrophie de la rate fréquemment dans les *pays marécageux*. Les médecins qui ont eu l'occasion d'observer dans ces pays ont remarqué qu'un séjour prolongé dans ces contrées suffisait pour augmenter le volume de la rate, indépendamment de tout état pathologique. Ainsi Nepple dit que, dans les pays marécageux, il n'est pas rare de voir les habitants, exposés incessamment aux maladies paludéennes, gagner une hypertrophie splénique considérable, sans avoir de fièvre intermittente et sans que d'ailleurs leur santé en soit altérée. « Souvent, dit-il encore, dès le bas âge, on observe chez les habitants de la Bresse le développement du ventre dû à l'hypertrophie de la rate ; cette lésion ne tient pas toujours à la fièvre ; elle dépend souvent de la constitution de l'habitant du marais. »

Dans l'*infection paludéenne*, l'hypertrophie de la rate est la règle ; elle est le plus souvent la conséquence des congestions répétées, se développant lors des accès et amenant par suite une tuméfaction chronique. L'hypertrophie est donc en général, en rapport avec la durée de la fièvre. Après le premier et le second accès, la rate est encore peu développée ; elle offre un volume plus considérable chez ceux qui ont eu plus longtemps la fièvre ; elle prend des proportions énormes chez ceux qui la conservent très-longtemps. Sur 161 fiévreux, M. Piorry a trouvé 154 fois une hypertrophie de la rate ; elle paraît plus fréquente et plus considérable dans les fièvres tierces et quartes que dans les quotidiennes ou rémittentes et surtout dans les pseudo-continues, où bien souvent le développement anormal de la rate est à peine sensible.

Dans la *leucocythémie*, l'hypertrophie splénique manque rarement ; toutes les statistiques sont d'accord pour le démontrer. Selon Bennett, on la trouve 19 fois sur 20 ; selon Vidal, 25 fois sur 32 ; dans le relevé fait par M. Isambert, elle est notée 61 fois sur 73 cas. Mais dans la leucocythémie splénique, l'hypertrophie de la rate est-elle cause ou effet ? Il est certain que la lésion de la rate peut exister des mois et des années avant l'altération du sang ; mais ne peut-on pas admettre que la leucocythémie, en tant qu'altération du sang n'est qu'un symptôme : symptôme d'une cachexie spéciale, tenant probablement à une diathèse encore inconnue, frappant spécialement sur le système lymphatique? C'est là l'opinion à laquelle se rallie M. Isambert (art. *Leucocythémie*), et avec lui nous considérerons l'hypertrophie de la rate comme une des manifestations viscérales à peu près constantes de la cachexie leucémique.

A côté de l'hypertrophie splénique de la leucocythémie, nous rangerons l'hypertrophie que l'on rencontre dans la *microcythémie*, affection décrite dernièrement par MM. Vanlair et Masius, et caractérisée, selon eux, par la présence dans le sang d'un nombre considérable de globules rouges auxquels, en raison de l'exiguïté de leurs dimensions, ils ont imposé la dénomination de microcytes.

Nous ne ferons que signaler ici, comme cause d'hypertrophie de la rate, les affections typhoïdes, puerpérales, scorbutiques, etc.; plus souvent elles produisent la congestion que l'hypertrophie, ou du moins elles sont accompagnées du ramollissement de l'organe. Nous y insistons dans une autre partie de notre travail.

Les maladies du foie, la cirrhose en particulier, l'oblitération de la veine-porte amènent généralement à la longue une hypertrophie de la rate, qui dans ce cas, paraît se développer d'une façon purement mécanique par suite de la stase sanguine longtemps prolongée.

Quelquefois l'hypertrophie de la rate paraît exister sans cause appréciable; c'est ainsi que de temps en temps on trouve dans les recueils ou dans les communications aux Sociétés savantes, des faits curieux où existe une hypertrophie parfois considérable, sans que l'on ait pu en trouver aucune cause appréciable. Des recherches ultérieures lèveront sans doute sur ce point plus d'une incertitude.

IV. Symptomes. — Nous diviserons les symptômes de l'hypertrophie de la rate en symptômes physiologiques, symptômes sympathiques ou de voisinage, et en symptômes physiques.

Les *symptômes physiologiques* auxquels donne lieu l'hypertrophie de la rate sont parfois assez peu prononcés, et même chez un assez grand nombre de sujets, il n'y a aucune sensation morbide qui vienne avertir le médecin et le malade de cette altération. D'autres fois cependant, et c'est le plus ordinairement, il existe quelques phénomènes anormaux trahissant la souffrance de la rate. Le symptôme le plus commun est un *sentiment de pesanteur* dans l'hypochondre gauche, sentiment plus prononcé si le malade se livre à des mouvements ou à un exercice un peu fatigant, et si surtout il vient à courir. — En même temps que cette sensation, peut se produire une *douleur* variable dans son intensité et ses manifestations. Quelquefois peu vive, quelquefois lancinante, quelquefois continue, le plus souvent revenant par instants avec des paroxysmes et des exacerbations, cette douleur siége à la région splénique, et peut se prolonger à l'épigastre ou à l'épaule gauche. Cette douleur est augmentée par la pression ; c'est un fait à peu près constant.

Parmi les *symptômes de voisinage* ou *sympathiques*, nous noterons les vomissements, les palpitations, la dyspnée dans les cas où la rate, s'élevant vers la partie supérieure, vient comprimer l'estomac, le poumon gauche ou même gêner le cœur dans ses mouvements. C'est encore à ce groupe de symptômes qu'il faut rapporter l'œdème des membres inférieurs, l'ascite produite par la pression de l'organe sur la veine cave inférieure.

Les *symptômes physiques* sont révélés par quatre moyens principaux : l'inspection, la mensuration, la palpation et la percussion. — L'*inspection* seule peut faire reconnaître un élargissement notable, un soulèvement de l'hypochondre gauche, et quelquefois une saillie visible jusque vers l'ombilic. — La *mensuration* confirme immédiatement cette première notion, et la *palpation* permet de constater une tumeur plus ou moins considérable qui commence à l'hypochondre gauche, qui atteint ou dépasse la ligne blanche, et qui remonte vers les parties supérieures ou qui descend vers la fosse iliaque gauche et vers le pubis. L'extrémité et le bord droit de cette masse sont arrondis, faciles à circonscrire, et on peut lui imprimer quelques petits déplacements. La *percussion* est le moyen par excellence du diagnostic ; pratiquée selon les préceptes que nous avons formulés dans notre introduction, elle donnéra sur toute l'étendue de la tumeur une matité absolue.

Tels sont les symptômes propres à l'hypertrophie ; nous n'insistons pas davantage ; il n'est pas dans notre plan en effet de décrire tous les phénomènes qui appartiennent aux affections qui ont occasionné la lésion de l'organe splénique ; évidemment, tous ces signes devront entrer en ligne de compte quand il s'agira de formuler le diagnostic de la cause ; mais ils ne doivent pas nous arrêter ici.

V. Marche et terminaison. — L'hypertrophie de la rate peut se produire assez rapidement, et disparaître de même par les seuls efforts de la nature, et surtout par l'effet du traitement ; mais d'autres fois, la rate subit un accroissement successif ; elle peut acquérir un volume énorme, et ce n'est que difficilement que l'on parvient à la faire rentrer dans des limites à peu près normales.

Dans des cas heureusement fort rares, l'hypertrophie peut se terminer d'une façon funeste ; mais la mort dans ces cas n'est-elle pas plutôt le résultat de la cachexie dépendant de la maladie générale ? Toutefois on a vu la mort survenir au milieu d'un œdème ou d'une ascite considérable, suite de compression de la veine cave ou de quelques rameaux de la veine porte ; on l'a encore vu survenir, mais bien plus rarement, par suite de la rupture de la rate.

VI. Diagnostic. — Lorsque la rate hypertrophiée refoule le diaphragme, et se porte vers la cavité thoracique, il survient un peu de dyspnée et de la matité dans une région où on observe quelques maladies du poumon, de la plèvre et du cœur, et on pourrait assez facilement prendre le change. — Rappelons que dans les maladies du poumon, au lieu occupé par la matité, l'auscultation fait entendre des râles ou une respiration bronchique. Quant à la pleurésie gauche, le diagnostic peut être assez difficile ; dans les deux cas, en effet, il y a matité et absence du bruit respiratoire et ces phénomènes sont surtout marqués en bas ; toutefois dans la pleurésie il y a l'*égophonie*, qui manque complétement dans l'hypertrophie de la rate.

Les maladies du lobe gauche du foie et du rein situés du même côté que la rate peuvent être confondues avec une hypertrophie de ce dernier organe. La percussion, pratiquée avec soin, fera reconnaître la matité hépatique qui se continue avec celle du lobe droit du foie, presque toujours affecté en même temps ; la teinte ictérique de la peau pourrait être prise pour la coloration terreuse et comme plombique des maladies de la rate ; la présence de la matière colorante de la bile dans l'urine pourrait dissiper les doutes que l'on aurait sur le véritable siége de l'affection. Le cas le plus embarrassant est celui où il existe une hydropisie ascite qui empêche de reconnaître l'organe hypertrophié. Si l'on a pu assister au début de l'affection, les symptômes des maladies du foie sont assez tranchés pour que l'on puisse les distinguer de ceux qui appartiennent à l'hypertrophie splénique. L'épanchement ascitique est presque constamment lié à une hypertrophie ou à une induration hépatique ; l'existence de cette dernière altération est presque certaine si le malade n'a jamais eu de fièvre intermittente prolongée, s'il n'habite pas une contrée marécageuse, s'il ne présente pas enfin les symptômes de cette cachexie à laquelle on pourrait appliquer la qualification de splénique. — Quant aux maladies des reins qui s'accompagnent d'hypertrophie, l'examen des urines servirait à les faire reconnaître (*Compendium de médecine*).

VII. Pronostic. — Le pronostic varie suivant le degré de l'hypertrophie, suivant son ancienneté, suivant l'affection qui lui a donné naissance.

Dans la fièvre *intermittente*, l'hypertrophie récente peu considérable est une maladie légère ; ancienne, elle résiste plus au traitement, et les complications, l'hydropisie surtout, peuvent la rendre plus grave. — Dans la *leucocythémie*, le pronostic est plus sérieux, et le chiffre proportionnel des globules blancs donnera assez bien la mesure du degré d'espérance que l'on peut conserver, une proportion considérable indiquant une cachexie très-grave que la thérapeutique sera le plus souvent impuissante à modifier. — Quant à l'hypertrophie que l'on rencontre dans les maladies du cœur ou dans celles du foie, elle n'est guère influencée qu'autant que la thérapeutique a quelque action sur l'affection primitive, et qu'elle peut rétablir la circulation dont l'équilibre a été rompu.

VIII. Traitement. — Le traitement de l'hypertrophie varie suivant la cause ; il est loin d'être le même pour l'hypertrophie paludéenne, ou pour l'hypertrophie leucocythémique ; mais ce qui est commun à toutes les hypertrophies, quelle que soit leur provenance, ce sont les deux indications suivantes : 1° *il faut diminuer l'engorgement de l'organe ;* 2° *il faut continuer l'emploi des moyens thérapeutiques jusqu'à ce que la rate ait repris son volume normal.* Quels sont ces moyens thérapeutiques ? C'est là un point que nous ne pouvons qu'effleurer. Dans l'hypertrophie de cause palustre, les préparations de quinquina peuvent être considérées comme un spécifique ; leur action est prompte, à peu près sûrement efficace. Dans des cas invétérés, l'hydrothérapie peut rendre des services signalés. — Contre l'hypertrophie leucémique, la thérapeutique est à peu près impuissante ; soutenir le malade, le tonifier, l'alimenter, telle est la méthode générale à employer.

CHAPITRE -III

RAMOLLISSEMENT DE LA RATE

On donne le nom de *ramollissement de la rate* à la diminution de consistance du parenchyme splénique.

I. Bibliographie. — Nous signalerons seulement les quelques auteurs suivants :

Morgagni. — *Epist.* XXV, n° 10.

Dance. — *De la phlébite uterine.* (*Archives générales de médecine,* 1828.)

Hachmann. — *Splénomalacie.*(*Archives de médecine,* 1832.)

Cruveilhier. — *Ramollissement aigu et ramollissement chronique.* (*Anatomie pathol.,* 11 liv.)

Snetwy. — *Atrophie et ramollissement de la rate.* (*Archives de médecine,* p. 349 ; 1844.)

Guérard. — *Atrophie et ramollissement de la rate.* (*Moniteur des hôpitaux,* p. 47 ; 1854.)

Dutroulau. — *Maladies des Européens dans les pays chauds,* p. 194 ; 2me édition. Paris, 1868.

Griesinger. — *Traité des maladies infectieuses ;* 1868.

Bulletins *de la Société anatomique,* t. II, p. 55.

Consulter en outre les ouvrages traitant des affections générales avec altération du sang, telles que les fièvres putrides, la fièvre puerpérale, le scorbut, la morve et le charbon.

II. Anatomie pathologique. — Le ramollissement splénique offre une foule de degrés, depuis une légère diminution de consistance jusqu'à une liquéfaction complète ; il peut exister seul ; cependant il y a le plus souvent une augmentation de l'organe ; parfois il y a une diminution de volume, comme Morgagni l'avait déjà indiqué : *lienem parvum et ubi incideres diffluentem* (*Epist.* XXV, n° 10).

Dans le ramollissement de la rate, le tissu est désorganisé ; les vaisseaux ne sont plus apparents, et le lavage entraîne la plus grande partie de la masse splénique, qui se trouve ainsi réduite à des tractus brunâtres, mollasses et déchiquetés, restes du tissu fibreux ;

dans les cas extrêmes, le tissu est méconnaissable ; il se réduit en une sorte de bouillie d'une rouge brunâtre ne présentant plus de traces d'organisation.

Quelle est, dans le ramollissement, l'altération propre de l'organe? L'examen microscopique semblerait seul susceptible d'éclairer cette question, et pourtant les recherches faites dans ce sens par Griesinger, pour les fièvres du Caire, ne signalent qu'une lésion particulière des vésicules de Malpighi, que cet auteur regarde comme un caractère d'inflammation, ce que semble démentir l'absence de pus.

III. ÉTIOLOGIE. — Le ramollissement de la rate se rencontre dans diverses affections, mais c'est sans contredit, dans les fièvres intermittentes pernicieuses, qu'il atteint son plus haut degré de développement. Cependant le ramollissement n'est pas un signe absolu de gravité, car on ne le rencontre pas à l'autopsie de beaucoup de cas, qui ont entraîné la mort par suite de la persistance et de l'intensité de complication ; il n'est même pas un caractère constant de perniciosité, car il n'existe pas non plus à la suite de toutes les fièvres pernicieuses (Dutroulau).

Le ramollissement a une grande tendance à se produire dans toutes les fièvres à accidents cérébraux graves, dans tous les états de l'organisme qui semblent être le résultat d'une intoxication miasmatique, putride ou virulente. C'est ainsi qu'on le rencontre dans la morve et le charbon, dans l'infection purulente, dans la fièvre puerpérale, dans le scorbut, dans le typhus et la fièvre typhoïde. — Dans le charbon, l'altération est la règle, et le ramollissement coïncide avec une augmentation de volume; il en est de même dans l'infection purulente, et la rate peut être transformée en une bouillie tout à fait liquide. — Dans le scorbut, la rate ramollie a souvent triplé ou quintuplé de volume; l'altération manque assez souvent dans le typhus; elle est plus fréquente dans la fièvre typhoïde, et dans cette dernière maladie, la lésion est moindre chez les malades qui succombent à la période la plus avancée ; c'est surtout chez ceux qui ont été le plus rapidement emportés, qu'on trouve réunis l'excès de volume et l'excès de ramollissement (Louis).

IV. PATHOGÉNIE. — Quelle est la nature et la cause prochaine du ramollissement? n'est-il que l'effet de la congestion, ou doit-il être considéré comme étant de nature différente? pourrions-nous déclarer que le ramollissement, quel qu'il soit, est nécessairement précédé d'un afflux sanguin? sera-ce une altération *sui generis*, une lésion de nutrition, une dégénérescence particulière, indépendante de toute inflammation, et produite par une cause générale, un état spécial du système nerveux, une décomposition chimique? — Ici reparaissent les hypothèses.

M. Audouard pense que le ramollissement est le résultat d'une congestion violente qui, s'opérant brusquement, romprait les cellules et désorganiserait son tissu. — D'après Bailly, un grand nombre de ramollissements spléniques auraient une origine inflammatoire. Les émanations marécageuses pourraient, dit-il, produire en même temps que les fièvres intermittentes, des inflammations de la rate, et ces inflammations, amenant l'engorgement des vaisseaux, les feraient rompre, d'où la transformation du parenchyme de la rate. — M. Cruveilhier croit que la fluxion sanguine qui s'opère sur la rate, dans les fièvres d'accès, a beaucoup d'analogie avec la fluxion inflammatoire; il en voit la preuve dans les adhérences de la rate avec le diaphragme, dans les plaques cartilagineuses, etc. — Pour Haspel, une congestion sanguine générale ou partielle précède le ramollisement, et celui-ci, une fois établi, peut persister ou disparaître. Mais quel rôle joue cette congestion? C'est ce qu'il lui semble difficile d'établir. — « Congestion sanguine, simple d'abord, dit Dutroulau, hypertrophie du tissu par suite de la durée et de la répétition de la congestion, altération profonde et diffluence du sang congestionné, accumulation de pigment, destruction du tissu propre et rupture de l'enveloppe de l'organe, quand le sang atteint son degré extrême de dyscrasie, telle est, à mon sens, la manière dont on doit comprendre la marche et la nature des lésions de la rate. »

De cet exposé nous pensons que, dans l'état actuel de nos connaissances, il est assez difficile de spécifier la nature du ramollissement; toutefois, nous croyons, avec la plupart des auteurs, que le sang lui-même joue un grand rôle, et que l'altération ne doit pas être mise tout entière à l'actif de la congestion ou de l'inflammation.

V. Symptômes et Diagnostic. — Il nous serait bien difficile de donner au ramollissement de la rate des signes qui lui soient tout à fait particuliers; l'inspection, la palpation et la percussion permettront seulement de reconnaître les dimensions de l'organe, mais les véritables indications seront surtout fournies par l'affection générale. — Ce qu'il faut avoir présent à l'esprit, c'est que cette altération se rencontre assez fréquemment dans les fièvres pernicieuses graves, et qu'elle peut se développer dans un très-court espace de temps, quelquefois en vingt-quatre heures, mais plus communément en deux ou trois jours. — Il faut savoir aussi, que chez les malades atteints de fièvre typhoïde, le ramollissement se produit alors que les phénomènes morbides s'exagèrent et font prévoir une issue funeste.

VI. MARCHE, DURÉE, PRONOSTIC. — Le ramollissement de la rate, s'observant dans des affections d'une gravité extrême, il s'ensuit que le plus souvent la marche en est rapide, la durée assez courte, et la terminaison funeste. Toutefois, dans certains cas de fièvres pernicieuses, une médication énergique a pu enrayer la maladie et faire rentrer dans ses limites normales l'organe splénique, que l'on avait tout lieu de croire hypertrophié et ramolli.

VII. TRAITEMENT. — Les indications thérapeutiques relèvent tout entières de l'affection qui produit le ramollissement; sans y insister ici, nous ferons seulement remarquer que, dans les fièvres pernicieuses, les anti-périodiques devront être donnés avec promptitude et à doses assez fortes.

CHAPITRE IV

INDURATION DE LA RATE

L'induration de la rate est une altération caractérisée par l'augmentation de consistance de l'organe splénique, et cette augmentation peut porter sur la trame ou sur la pulpe.

I. BIBLIOGRAPHIE. — On trouve l'induration de la rate indiquée avec soin dans Morgagni (*Epist.* XXXVIII, n. 30). Citons encore :

ANDRAL. — *Clinique médicale* et *Précis d'anatomie pathologique.*
DALMAS. — Article *Rate* du *Dictionnaire en 30 volumes* — 1843.
FUEHRER. — *De quelques lésions de la rate.* (Mémoires de la Société allemande de Paris, in *Gazette hebdomadaire* du 27 avril 1855.)

II. Anatomie pathologique. — L'induration de la rate peut exister soit seule, soit avec l'hypertrophie, soit avec l'atrophie de l'organe. — L'hypertrophie avec induration est assez rare : Nivet en a cependant réuni quelques exemples qu'il a empruntés à Kaltschmidt, Bonnet[1], Sorck[2], Schenck, Jadelot, Heister et Fabrice de Hilden. — L'atrophie avec induration est beaucoup plus commune ; c'est même une des formes ordinaires.

Quoi qu'il en soit, dans l'induration, la rate est ferme et résiste à la déchirure comme à la pression ; son tissu ressemble à celui du foie, à celui d'un muscle gelé (Dalmas) ; il ne s'en écoule pas de sang ni à la pression, ni à l'incision, et le tissu sec donne souvent au doigt une sensation de poisseux (Andral).

La cirrhose de la rate, dit Fuehrer, est caractérisée par une atrophie plus ou moins complète de cet organe, de sorte qu'il n'en reste souvent que les troncs des gros vaisseaux et la trame fibreuse. — La surface présente de nombreux sillons semblables à des cicatrices, entre lesquels il y a comme des îlots de substance propre. Au microscope, on y trouve encore du parenchyme normal en petite quantité. En général, la rate est formée par des vaisseaux et par une substance calleuse indéterminée, dans laquelle se trouvent disséminées des mailles de cellules capillaires atrophiées. La rate est aplatie et coriace ; la coupe est poreuse, traversée par des bandes épaisses et unies, sèche et dépourvue de tout parenchyme.

Cet état pathologique ne peut guère être confondu avec cette forme d'atrophie de la rate que l'on observe chez les sujets atteints de marasme ; il a plutôt de l'analogie avec certaines formes de cirrhose du foie.

III. Étiologie. — De même que la cirrhose du foie, avec laquelle elle a de grands rapports, l'induration de la rate paraît prendre son point de départ dans des inflammations souvent répétées des gaînes des vaisseaux et de la trame fibreuse interstitielle. — C'est encore dans la fièvre intermittente que cet état se rencontre le plus fréquemment.

IV. Symptomes et diagnostic. — Le début de la cirrhose de la rate n'a pas de symptômes propres qui puissent mettre sur la voie du diagnostic ; mais lorsque, dans des cas de ce genre, les gan-

---

[1] *Sepulchretum*, 1595.
[2] *Anni medici*, 1779.

glions lymphatiques ne suffisent pas pour remplir les fonctions de la rate, les malades ne tarderont pas à succomber. Il survient bientôt des ulcérations du canal intestinal, suivies de diarrhées colliquatives, des états inflammatoires dans divers organes de l'économie ; en dernier lieu, la maladie de Bright et l'hydropisie générale. L'hématose se fait d'une manière incomplète ; les malades sont pâles, ont l'aspect cachectique ; à l'autopsie, on trouve dans le cœur un caillot de sang noir volumineux et homogène.

VI. TRAITEMENT. — De l'exposé qui précède, il découle que la cirrhose de la rate ne présente aucune indication particulière ; qu'il faut traiter les complications, et qu'il faut surtout essayer d'enrayer la cachexie par un traitement tonique et réparateur. Les préparations de quinquina, de fer, les bains de Baréges et l'hydrothérapie seront ici d'une grande utilité.

CHAPITRE V

GANGRÈNE DE LA RATE

On réserve le nom de *gangrène* à l'abolition du mouvement nutritif dans l'organe splénique.

I. BIBLIOGRAPHIE. — Les documents manquent pour étudier cet état morbide ; à peine pouvons-nous indiquer :

MORGAGNI. — *Epist. anat. méd.* XXXV, art. 14 et 16.
PORTAL. — *Anat. méd.*, t. V, p. 356.
GENDRIN. — *Des splénites gangréneuses* dans le Traité des inflammations, t. II, p. 356, — 1826.
DANCE. — *De la phlébite utérine*, ouvrage déjà cité, 1828.
CHARCOT et BOURNEVILLE. — *Observation inédite.*

II. DESCRIPTION. — Il est plus difficile de constater l'existence de la gangrène dans la rate que dans les autres viscères, à cause de la mollesse et de la diffluence que cet organe présente après la mort dans un grand nombre de maladies. L'odeur fétide, la couleur noirâtre, et l'absence de tout signe de putréfaction dans les autres viscères peuvent faire soupçonner la véritable nature d'un ramollissement gangréneux.

Dans quels cas observe-t-on la gangrène de la rate? à quels symptômes la reconnaît-on? Ce sont là des questions bien obscures, et nous sommes dans l'impossibilité de suppléer au silence des auteurs.

SECTION QUATRIÈME

DÉGÉNÉRESCENCES DE LA RATE

Sans discuter sur le sens que l'on doit attribuer au mot *dégénérescence*, nous rangerons sous ce titre les altérations, avec transformation du tissu de l'organe, dont la rate peut être le siége, et nous étudierons spécialement les dégénérescences amyloïde, pigmentaire, osseuse, cartilagineuse et fibro-cartilagineuse.

CHAPITRE PREMIER

DÉGÉNÉRESCENCE AMYLOIDE

La dégénérescence dite amyloïde est une dégénérescence spéciale, liée dans son développement à un trouble de nutrition de l'organisme, offrant un mode d'évolution presque toujours le même et une tendance à peu près constante à la généralisation. Son caractère anatomique essentiel est la présence, dans l'intérieur même des éléments anatomiques et des parties constituantes des tissus, d'une matière de nature albuminoïde, prenant une coloration particulière sous l'influence de certaines préparations iodées.

I. BIBLIOGRAPHIE.

ROKITANSKY. —*Lehrbuch der path. Anat.* Vienne, 1842 et 1855.
BUDD. — *On diseases of the liver.* Londres, 1845 et 1857.
VIRCHOW. — *Archiv für path. Anat.*, 1853.

Wilks. — *Cases of lardaceous Tumours*, etc. (Guy's Hospital Reports, 1856.)

Beckmann. — *Virchow's Archiv*, 1858.

Friedreich und Kekule. — *Virchow's Archiv*, 1859.

Frerichs. — *Traité des maladies du foie*, 1864, pages 415, 418, 423 428.

Jaccoud. — *Dictionnaire de médecine et de chirurgie pratiques*, 1865.

Cornil. — *Dictionnaire encyclopédique*, 1866.

Chevillion. — *Étude générale sur la dégénérescence dite amyloïde.* (Thèse de Paris, 1868.)

Niemeyer. — *Éléments de pathologie interne* (2e édition française), t. I, p. 735, 1869.

Oyon. — *Altération amyloïde de la rate, du gros intestin, de l'intestin grêle et de l'estomac.* (Soc. anat., 1870, p. 124.)

Nous nous bornons à ces indications; on trouvera un index bibliographique complet, soit dans le *Dictionnaire de médecine et de chirurgie pratiques* (Article : Dégénérescence amyloïde), soit dans le *Dictionnaire encyclopédique des sciences médicales*, soit encore dans la Thèse de M. Chevillion.

II. Historique. L'étude de la dégénérescence amyloïde est de date récente ; entrevue par Portal, Graves et Andral, elle a été décrite pour la première fois en 1842 par Rokitansky. En 1845, Budd en fait mention à son tour dans son *Traité des maladies du foie*, et enfin, en 1853, Virchow trouva la caractéristique constante de la dégénérescence amyloïde, c'est-à-dire la réaction iodo-sulfurique. Un peu plus tard, en 1856, Wilks inséra dans les *Guy's Hospital Reports* un mémoire plein d'intérêt sur les tumeurs lardacées, et plus récemment Beckmann, Friedreich et Kekule ont fait connaître des observations complètes avec une description microscopique très-détaillée. Ces deux derniers auteurs ont joint à leur travail une analyse élémentaire de la substance amyloïde de la rate, et ils ont montré qu'elle appartient au groupe des matières albuminoïdes, conclusion à laquelle est également arrivé C. Schmidt. Depuis lors ont paru divers travaux intéressants à différents titres, et où l'on trouve l'exposé complet de la question. Je citerai particulièrement les articles dogmatiques consacrés à la dégénérescence amyloïde, par M. Jaccoud, dans le *Dictionnaire de médecine et de chirurgie pratiques*, et par M. Cornil, dans le *Dictionnaire encyclopédique des sciences médicales* ; je signalerai également la Thèse de M. Chevillion qui résume tous les travaux de ses prédécesseurs et qui fixe l'état de la science sur ce point.

III. ANATOMIE PATHOLOGIQUE. Nous ne pouvons évidemment pas insister sur tous les caractères généraux de la dégénérescence amyloïde ; ce serait étendre sans raison le sujet qui nous occupe. Nous dirons seulement que la rate est un des organes le plus fréquemment atteints de l'altération amyloïde; c'est aussi celui où le réactif iodo-sulfurique donne peut-être les résultats les plus nets, ce qu'on pourrait attribuer, soit à l'état relativement plus avancé de la lésion, soit à quelques différences de nature encore très-imparfaitement connues, que présenterait dans la rate la matière dite amyloïde.

La rate amyloïde est lourde, dense, plus cassante qu'à l'état normal: sa couleur est d'un rouge pâle; la coupe en est très-homogène, lisse, sèche et montre un brillant qui a été comparé à celui du lard ou de la cire (Niemeyer).

Dans la rate, la transformation atteint d'abord les corpuscules de Malpighi; si alors on pratique une coupe de l'organe, on aperçoit des nodosités sphériques, de la grosseur d'un grain de millet ou d'un petit pois, tranchant par leur aspect vitreux, translucide, sur le fond rouge du parenchyme demeuré intact. Ces petits grains ressemblent à des grains de sagou cuit; de là le nom de *sagomilz* (rate-sagou), donné par Virchow à la rate ainsi modifiée.—Dans d'autres cas, la lésion, respectant les corpuscules, envahit les éléments de la pulpe et les noyaux libres qui s'y trouvent en grand nombre; les artérioles et les capillaires sont ordinairement atteints; enfin dans les degrés extrêmes, la dégénérescence attaque les trabécules spléniques, la capsule d'enveloppe et les grosses branches vasculaires.

La dégénérescence amyloïde ne se rencontre presque jamais isolément dans la rate; on l'observe en même temps dans d'autres organes, surtout dans le foie et les reins, souvent aussi dans les glandes lymphatiques et la muqueuse intestinale ; en outre, on trouve,comme coïncidence habituelle, les restes d'une affection chronique des os, d'une syphilis constitutionnelle, d'une tuberculisation, d'un cancer ; ce que nous allons voir d'ailleurs en traitant de l'*étiologie*.

IV. ÉTIOLOGIE. — Donnons d'abord quelques notions étiologiques

ayant trait à la fréquence de l'altération amyloïde de la rate, envisa
gée suivant l'âge, le sexe, les milieux, etc.

D'après Wagner (relevé de 48 cas), Frerichs (relevé de 68 cas), et
Fehr (relevé de 144 cas), la dégénérescence amyloïde peut se montrer à tout âge ; mais elle est surtout fréquente de 20 à 30 ans ;
l'homme paraît y être plus sujet que la femme (87 hommes, 57 fem-
mes , d'après les cas relevés par Fehr). L'altération paraît
plus fréquente en Allemagne et en Angleterre ; mais nous devons
faire remarquer que son étude est restée quelque peu négligée en
France , ce qui pourrait peut-être expliquer la différence des résultats.

Quant aux causes proprement dites, elles sont complexes ; mais
elles peuvent cependant se résumer en une seule qui les renferme
toutes : *un trouble général de nutrition de l'organisme.* Dans toutes
les observations qui sont publiées, les processus morbides détermi-
nants sont des plus variés ; mais un lien commun les rattache, c'est
leur valeur comme cause de débilitation de l'organisme. C'est évidemment ainsi qu'agissent toutes les causes que l'on a citées comme
produisant l'altération amyloïde, nous voulons parler des suppurations osseuses, du rachitisme, de la tuberculose, du cancer, de la syphilis constitutionnelle, de la cachexie paludéenne, cardiaque ou
autre.

Nous pensons donc que l'on doit rejeter l'opinion de M. Barth,
que nous trouvons ainsi formulée dans les Bulletins de la Société
anatomique de 1857 : « Je n'ai vu les altérations cireuses que depuis trois ou quatre ans ; je crois, par conséquent, qu'elles doivent
être déterminées par des causes de date récente. Je ne serais pas
éloigné de penser qu'elles peuvent être attribuées à l'usage prolongé de l'huile de foie de morue. »

V. Symptomatologie. — Faire une étude symptomatologique complète de la dégénérescence amyloïde de la rate nous semble impossible, dans l'état actuel de nos connaissances. Disons-en cependant
quelques mots.

Chez les malades atteints de dégénérescence amyloïde, on observe
toujours deux ordres de symptômes : les uns tiennent à la maladie
antérieure qui a amené la dégénérescence ; les autres sont le fait de
l'altération elle-même. — Le début se fait habituellement d'une
manière silencieuse, au milieu même des symptômes de la cachexie
persistante ; elle échappe, à cette période, à l'observation la plus at-

tentive, et ce n'est guère que dans les phases les plus avancées, lorsque l'altération est déjà étendue, qu'il est permis d'en soupçonner l'existence. Il faudra alors faire un examen clinique approfondi, et quelquefois les signes physiques pourront mettre sur la voie.

La rate, en effet, est ordinairement hypertrophiée ; le fait n'est cependant pas constant : ainsi, sur 14 observations où le volume est nettement indiqué, nous avons trouvé 4 cas où on constatait une diminution du volume de l'organe. — La surface de la rate est lisse et unie, sa consistance un peu plus ferme ; mais il est très-difficile de percevoir ces caractères.

Ajoutons d'ailleurs qu'il faudra toujours examiner simultanément le foie, les reins et la rate, et même le canal intestinal. — De la réunion des symptômes présentés par ces organes, on pourra quelquefois arriver au diagnostic.

D'après Niemeyer,- la dégénérescence du parenchyme splénique semble plus particulièrement coïncider avec des hydropisies et des hémorrhagies multiples ; mais comment apprécier à leur juste valeur ces divers phénomènes, alors que la plupart des cachexies peuvent leur donner naissance, et que l'état cachectique domine nécessairement le tableau symptomatique de la dégénérescence?

VI. Pronostic. — Il est constamment grave, surtout en raison des conditions spéciales dans lesquelles se développe la dégénérescence. Cependant, dans certains cas liés à la cachexie syphilitique, la lésion a pu être enrayée et même guérie.

VII. Traitement. — Le traitement présente toujours deux indications principales : l'état pathologique, qui a servi de cause déterminante, et la dégénérescence elle-même. Parmi les nombreux moyens thérapeutiques mis-en usage contre cette dernière, bien peu nous paraissent offrir quelque valeur.

Les succès connus jusqu'à présent ont été dus à l'iodure de potassium uni aux pilules bleues (Gros), et l'altération s'était développée chez des individus syphilitiques. Nous nous bornerons encore à signaler l'usage successif de l'iodure potassique et des eaux d'Aix-la-Chapelle (Frerichs) ; l'administration du chlorhydrate d'ammoniaque, à petites doses (Budd). Signalons enfin l'emploi des eaux alcalines (Vichy, Ems, Carlsbald) et des eaux sulfureuses (Weilback).

CHAPITRE II

RATÉ PIGMENTÉE OU MÉLANHÉMIQUE

On donne le nom de *rate pigmentée* ou *mélanhémique* à un état morbide caractérisé par l'accumulation de matière pigmentaire dans l'organe splénique. — La pigmentation de la rate, d'ailleurs, est toujours accompagnée de la présence dans le sang de matière pigmentaire que l'on trouve souvent aussi dans le foie, le cerveau et les reins. — L'ensemble des phénomènes produits par l'accumulation de ce pigment constitue la maladie qu'on a appelée *mélanhémie*.

I. Bibliographie.

Lancisi. — *De noxiis paludum effluviis*, in Opera medica.

Stoll. — *Ratio medendi*.

Bailly. — *Traité des fièvres intermittentes*, 1825.

Billard. — *Archives générales de médecine*, 1825.

Popken. — *Historia epidem. malignæ Jeveræ observ.* Bremel, 1827.

Annesley. — *Researches in the causes, nature, treatment of the more prevalent Diseases of India*. London, 1828.

Stewardson. — *The American Journal*, p. 42, 1841.

Haspel. — *Maladies de l'Algérie*. Paris, 1850.

Meckel. — *Zeitschr. für Psychiat.* 1847, et *Deutsche Klinik*, 1850.

Virchow. — *Archiv für pathol. Anat.* 1849 et 1853.

Planer. — *Eodem loco*, 1854.

Frerichs. — *Maladies du foie*. — Art. Foie pigmenté, p. 262, année 1862.

II. Historique. — « D'après une ancienne tradition, il se formerait parfois dans la rate et dans le sang de la veine porte des matières noires pouvant devenir une source de maladies. La bile noire constituait naguère un élément essentiel des théories humoropathologiques. Galien la regardait comme un résultat secondaire de la préparation de la bile et la faisait s'accumuler dans la rate, d'où elle allait causer l'engorgement des vaisseaux, l'obstruction des intes-

tins et des troubles graves de l'innervation. » (Frerichs). — A peine
la médecine scientifique avait-elle renversé ces vestiges de la pathologie hippocratique, qu'il lui fallut y revenir ; en effet, on observa
des affections où il se forme dans la rate, aux dépens du sang dé-
composé, des substances noires que l'on retrouva dans le foie, dans
le cerveau ; et dans ces affections on constata l'existence d'accidents
semblables à ceux qu'ont décrits les anciens.

Cependant, pour être justes, il faut reconnaître que l'étude des
faits relatifs à la pigmentation appartient à l'époque contemporaine.
— Lancisi, Stoll, Bailly, Billard, Haspel, Stewardson se bornèrent
seulement à décrire la pigmentation de la rate, du cerveau ou du
foie ; mais Meckel le premier (1837), bientôt suivi par Virchow, en
fit l'objet d'études fructueuses. Pour la première fois, il reconnut
que la coloration sombre des organes dépendait d'une accumulation du pigment dans le sang.

Un peu plus tard, Heschl et Planer continuèrent ces travaux importants et publièrent un grand nombre de faits ayant trait au sujet qui
nous occupe. Terminons enfin ce court aperçu historique en signa-
lant l'important article consacré par Frerichs à la pigmentation
du foie, dans son *Traité pratique des maladies du foie et des voies
biliaires.*

III. ANATOMIE PATHOLOGIQUE. — Nous ne voulons pas faire ici l'histoire complète de la mélanhémie. Nous nous bornerons donc à décrire
ce que la pigmentation offre de particulier dans la rate.

Aspect extérieur. — Dans l'état morbide que nous étudions, la
rate est généralement d'un brun sombre, de temps en temps d'un
noir bleuâtre ; cette couleur est tantôt uniforme, tantôt répandue
par taches. En même temps, la consistance et le volume de la rate
sont modifiés ; elle est hypertrophiée, ramollie dans les cas aigus,
endurcie quand la maladie suit une marche chronique. En même
temps que ces lésions, on en trouve d'analogues dans le foie, les
poumons, le cerveau, les reins et les glandes lymphatiques. — Le
pigment existe aussi en abondance dans le sang qui le porte dans les
divers organes et les tissus.

Caractères physiques du pigment. — La forme qu'affecte d'habitude le pigment est celle de granules petits, arrondis ou angu-
leux, qui tantôt ont des contours bien arrêtés et tantôt sont entourés par un liséré brunâtre ou incolore. Rarement ces granules
sont isolés ; la plupart du temps plusieurs sont réunis en groupe

au moyen d'une substance pâle, soluble dans l'acide acétique et dans les alcalis caustiques. — Outre les granules et les conglomérats granuleux, on découvre aussi, mais en bien plus petit nombre, de véritables cellules pigmentaires. Dans l'intérieur de ces cellules sont logés les grains noirs en nombre plus ou moins grand.

La couleur du pigment est d'habitude d'un noir foncé; plus rarement elle est brune ou ocreuse; par exception seulement, elle paraît d'un jaune rouge. Ces teintes représentent les divers stades par lesquels passe l'hématine pour se transformer en matière mélanique; les progrès de cette métamorphose ne sont pas seulement réels par la couleur, ils le sont encore par le mode d'action des réactifs. La résistance que les substances noires opposent aux acides et aux alcalis caustiques est fort variable. Si ces produits sont de formation récente, ils blanchissent et perdent plus ou moins rapidement leur couleur; s'ils sont anciens, ils résistent bien plus longtemps à l'action chimique (Frerichs).

IV. Pathogénie et symptomatologie. — La pathogénie embrasse deux termes : 1° où et comment se forme le pigment? 2° quelles sont les conséquences qu'entraîne ce corps, relativement à l'activité fonctionnelle et à la structure des divers organes ?

1° *Où et comment se forme le pigment?* Il paraît bien prouvé que le pigment se développe dans la rate; mais cette propriété n'appartient-t-elle qu'à l'organe splénique? Frerichs croit que le pigment n'est qu'une transformation de l'hématine et qu'elle peut s'opérer partout, même en dehors du système vasculaire. Nous ne savons jusqu'à quel point est fondée cette manière de voir; quoi qu'il en soit, ce qui est certain, c'est que l'accumulation du pigment n'est nulle part aussi constante que dans la rate; sa présence dans cet organe est une règle sans exception. Après la rate, relativement à la fréquence et à l'intensité de la pigmentation, vient le foie, puis les poumons, le cerveau, les reins. Il n'est pas rare de voir la rate seule pourvue de pigment.

Une fois formé, le pigment passe dans les vaisseaux, et il est porté dans la circulation générale : dans les capillaires, il se trouve arrêté; il s'agglomère, et c'est ainsi qu'il peut s'accumuler dans les divers organes. Dans le foie, le pigment apparaît formant des irradiations semblables à celles du trajet des vaisseaux; dans les reins, le pigment s'arrête de préférence dans la substance corticale ; dans le cerveau, il se loge surtout dans la substance grise.

2° Quelles sont les conséquences qu'entraîne le pigment, relativement à l'activité fonctionnelle et à la structure des divers organes? Le travail de formation pigmentaire dont la rate est le siège exerce sur l'estomac une influence dont le résultat est un ensemble analogue à la chlorose; l'anémie et l'hydrémie sont les phénomènes les plus saillants. Par suite de l'arrêt du pigment dans les vaisseaux, arrivent aussi des altérations secondaires que nous allons seulement indiquer.

Dans *le foie*, une partie de la circulation porte est oblitérée; par suite, on a des effets *a tergo* dans les racines de la veine porte; de là des congestions, des hémorrhagies intestinales, de la diarrhée, des vomissements. Par suite de l'oblitération, il peut même y avoir ascite, hydropisie, etc. — Pour *les reins*, il se produira de l'albuminurie et quelquefois de l'hématurie; — pour *le cerveau*, il y aura affaiblissement intellectuel, coma, délire, quelquefois paralysie, troubles, que d'ailleurs on peut rencontrer dans l'anémie ou l'ischémie cérébrales. On voit que les symptômes s'expliquent assez nettement par les lésions.

V. Étiologie. — Les fièvres d'origine palustre, intermittentes, rémittentes ou continues sont, jusqu'à présent, les seules causes qu'on soit en droit d'assigner à la pigmentation de la rate.

VI. Pronostic. — Trop souvent la mort est la conséquence des désordres produits par l'accumulation du pigment dans les viscères; toutefois, quand la lésion ne gagne pas les centres nerveux, quand elle reste dans le foie et la rate, on peut quelquefois obtenir la guérison, au moins momentanée. Il faut cependant se garder de porter un pronostic trop favorable, car il n'est pas rare de voir tout à coup des récidives promptement mortelles éclater à l'improviste.

VII. Traitement. — La pigmentation de la rate ne fournit pas d'indications thérapeutiques spéciales. Son traitement se confond avec celui des fièvres intermittentes vulgaires ou pernicieuses et avec celui de la cachexie palustre.

Il faudra, dès que le diagnostic sera établi, faire prendre au malade d'assez fortes doses de sulfate de quinine, soit en potion, soit par la méthode hypodermique. — On combinera ce traitement avec des préparations ferrugineuses, le lactate ou le citrate de fer. On pourra aussi recourir aux préparations iodées, surtout à l'iodure de fer, et surtout aux eaux minérales contenant de l'iode ou du brome.

CHAPITRE III

DÉGÉNÉRESCENCES OSSEUSE ET CARTILAGINEUSE

Les dégénérescences, osseuse ou cartilagineuse, ont de grands rapports entre elles ; les quelques différences qu'elles présentent nécessitent cependant, pour chacune d'elles, une description spéciale. On en trouvera les éléments dans les travaux suivants :

MORGAGNI. — *De sedibus et causis morborum*, Ep. X, XIV, XX, XL, XLIX.

HALLER. — *Éléments de physiologie*, t. V., liv. XXI, p. 397.

LIEUTAUD. — *Historia anatomica*, t. I, p. 231.

GUERBOIS. — *Notes à l'anatomie pathologique de Baillie*, p. 212.

ASSOLANT. — *Recherches sur la rate*. Ouvr. cit., p. 115.

GRONATELLI. — Ouvrage cité.

NAUMANN. — Ouvrage cité.

CRUVEILHIER. — Ouvrage cité.

WESTMANN. — *Bulletins des sciences médicales*, 1828

SCHMIDT. — *Hufeland's Journal*, cah. VI, 1834.

BULLETINS *de la Société anatomique*, t. IX, p. 216 ; t. XX, p. 48 ; t. XXII, p. 243 ; t. XXIX, pp. 19, 242 ; t. XXXIII, p. 35 ; t. XXXIV, p. 98.

I

DÉGÉNÉRESCENCE CARTILAGINEUSE

Dans les cas d'inflammation chronique ou d'hypertrophie ancienne, il arrive parfois que l'enveloppe de la rate s'épaissit et s'indure ; les fibres qui la composent deviennent beaucoup plus volumineuses qu'à l'ordinaire, et elles se transforment en un tissu d'apparence fibro-cartilagineuse qui n'est en rien accessible aux moyens curatifs.

Quelquefois la rate est recouverte de plaques cartilagineuses ; d'autres fois, elle est complétement entourée par une enveloppe de même nature. Cette couche est plus ou moins épaisse et on a vu des cas où elle avait de 5 à 10 millimètres (Piorry) ; elle est lisse, brillante, assez souvent d'un blanc bleuâtre tout à fait semblable aux cartilages articulaires.

Cette dégénérescence de la capsule de la rate ne gêne ordinairement en aucune façon les fonctions de l'organe et n'est accompagnée d'aucun symptôme appréciable.

II

DÉGÉNÉRESCENCE OSSEUSE

La dégénérescence osseuse est commune chez le vieillard ; elle se présente, tantôt sous forme de plaques plus ou moins épaisses, à surface inégale et bosselée, tantôt sous forme de véritable coque entourant tout l'organe. Quel est le siége de ces ossifications ? Morgagni le place sur la face convexe de la rate ; Naumann dans la tunique péritonéale ; M. Cruveilhier en a constaté l'existence au sein de la membrane séreuse, la capsule fibreuse étant intacte. Il semble, d'après ces opinions, que le siége peut varier ; toutefois, d'après les observations que nous avons pu consulter et que nous avons particulièrement trouvées dans les *Bulletins de la Société anatomique*, il nous semble que le tissu fibreux capsulaire est de beaucoup le siége le plus fréquent de la production osseuse ; toutefois les trabécules peuvent être assez souvent affectés. Gronatelli, Schmidt, Naumann ont rapporté des exemples où la rate était ossifiée dans une grande partie de son étendue.

Dans quelques cas aussi, on a trouvé de véritables concrétions osseuses ou pierreuses dans l'intérieur de l'organe splénique ; dans un cas présenté par M. Baillarger, la concrétion, d'un pouce cubique, était dure, à mamelons inégaux, et la section offrait un aspect lisse, analogue pour la semi-transparence et pour le poli de la surface aux pierres dans lesquelles prédomine la silice. On lit aussi, dans le *Bulletin des sciences médicales* pour 1828, que le docteur Westmann, faisant l'autopsie d'une jeune fille morte après de graves desordres de la menstruation, trouva un accroissement considérable de la rate, son parenchyme transformé en un liquide glutineux, et dans ce liquide, trois concrétions osseuses dont une avait le volume d'un œuf de poule. Les recueils d'observations contiennent plusieurs autres exemples de dégénérations non moins complexes, mais que dire de général à leur sujet ?

Assolant a fait analyser les concrétions osseuses par Barruel, qui les a trouvées formées de gélatine et de phosphate de chaux. Elles ont la même composition que les os. — De son côté, M. Robin a examiné au microscope les plaques osseuses, et a constaté la présence d'ostéoplastes, mais il n'a pas vu de canalicules venant aboutir à ces cavités.

SECTION CINQUIÈME

TUMEURS DE LA RATE

Nous étudierons sous ce titre toutes les productions pathologiques persistantes et limitées qui peuvent se trouver dans l'organe splénique; nous les diviserons en deux groupes : *tumeurs diathésiques* ou *constitutionnelles* et *tumeurs accidentelles*.

CHAPITRE PREMIER

TUMEURS DIATHÉSIQUES OU CONSTITUTIONNELLES

Les *tumeurs diathésiques* ou *constitutionnelles* sont le cancer, le tubercule et le syphylome; nous allons les étudier successivement.

I

CANCER DE LA RATE

Le cancer de la rate est rare, très-rare même; il peut probablement se présenter sous plusieurs formes; toutefois nous n'avons pu trouver que des observations de cancer encéphaloïde et de cancer squirrheux.

I. Bibliographie. — La bibliographie comprend principalement :

Hoffmann. — *De morbis lienis. (Dissert. médic.,* 1704.) in *Oper. omn supplem.,* t. II, p. 368. Genève, 1753.

Baillie. — *Anat. path.*, p. 210, tr. Guerbois.

Wardrop. — *Observ. of fungus hematodes or solft cancer*, p. 155. Londres, 1809.

Follati. — *Nittheilungen aus dem Gebiete der gesammten Heilkunde*, t. I, p. 268.

Haasbaur. — *Praktische Bemerkungen über die vorzüglichssten Krankheiten der Milz in Medic. Jahrb. des Oester Staates*, t. VI, cah. i, 1834.

Salvatore de Renzi. — *Archives de médecine*, 1836.

Heyfelder. — *Studien in Geviete der Heilwissenschaft*, t. I, p. 133. Stuttgard, 1838.

Lancereaux. — *Observ. de cancer encéphaloïde secondaire* (in *Bulletins de la Société anatomique*, p. 515, 1858.)

Sarraméa. — *Observations de cancer primitif de la rate.* (*Union me dicale de la Gironde*, p. 214, 1863.)

Frerichs. — *Cancer secondaire de la rate*, in *Traité pratique des maladies du foie*, p. 641, 679.

Peltier. — *Cancer secondaire de la rate* (in *Bulletins de la Société anatomique*, 1870).

Bulletins *de la Société anatomique*, t. XIII, p. 59 ; t. XXI, p. 167 ; t. XXIX, p. 300.

II. Anatomie pathologique. — Les deux variétés de cancer signalées par les observateurs sont le squirrhe et l'encéphaloïde ; elles sont très-rares à ce point que Dalmas a pu écrire dans le *Dictionnaire en 30 volumes :* « Quant au squirrhe et au cancer de la rate, il est douteux qu'il en ait été constaté un seul cas. » Elles existent cependant, mais il ne faut accepter qu'avec restriction les observations que nous ont transmises les anciens auteurs ; ils ont décrit sous le nom de *cancer de la rate* des altérations assez différentes qui n'appartiennent pas toujours à cette maladie, et la dureté squirrheuse de l'organe paraît assez souvent tenir à la seule dégénérescence de l'enveloppe fibreuse.

Le *squirrhe*, dans la rate, se présente sous forme de masses indurées, lardacées, plus ou moins épaisses. Le tissu crie sous le scalpel et contient peu de liquide. Heyfelder et Salvatore de Renzi en ont rapporté deux cas : celui de M. Sarramea appartient également à cette variété.

L'*encéphaloïde* est surtout composé d'éléments cellulaires ; la tumeur est molle, et offre par ses caractères physiques une grande ressemblance avec la substance cérébrale, Heyfelder a vu, dans un cas, quatorze masses de substance encéphaloïde disséminées dans la rate : elles avaient le volume d'une châtaigne environ, étaient entourées de substance splénique saine en apparence, et liées les unes aux autres par un tissu cellulaire lâche. Les auteurs du *Compendium de médecine* en rapportent un cas, M. Lancereaux un autre, et nous en avons également observé un dont, nous avons présenté les pièces à la Société anatomique.

Selon Haasbaur, avec le cancer de la rate, il y a toujours atrophie ou hypertrophie de l'organe.

III. Symptomes. — Les symptômes du cancer splénique sont fort obscurs ; aussi l'existence de cette maladie est-elle ordinairement méconnue. Les symptômes que l'on observe sont ceux du cancer du foie, de l'estomac et du pancréas. Une douleur à l'hypochondre gauche, une matité anormale, dans le cas d'hypertrophie concomitante, et surtout des accès fébriles intermittents ou rémittents, peuvent faire soupçonner une affection cancéreuse de la rate.

IV. Étiologie. — Le cancer de la rate affecte de préférence le sexe masculin ; on ne le rencontre guère avant l'âge adulte. — Il est presque toujours lié à l'affection cancéreuse d'un autre viscère, et spécialement du foie ou de l'estomac.

V. Pronostic et traitement. — Le pronostic du cancer de la raté est grave ; la marche de l'affection est plus ou moins rapide, mais elle conduit fatalement à la mort, malgré tous les moyens de la thérapeutique.

II

TUBERCULES DE LA RATE

Peu fréquents chez l'adulte, les tubercules de la rate se rencontrent souvent chez l'enfant, où ils se présentent d'ailleurs avec leurs formes ordinaires.

I. Bibliographie. — Nous nous contenterons de signaler surtout les ouvrages de Louis (*Recherches sur la phthisie*), p. 120, 1843) de Rilliet et Barthez (*Maladies des enfants*, t. III, p. 847, 1853), ainsi que les *Bulletins de la Société anatomique* (t. VII, p. 122 ;

t. XII, p. 55 ; t. XVII, p. 56, 191 ; t. XXIII, p. 24, 401 ; t. XXIV. p. 102 ; t. XXV, p. 40, 68 ; t. XXIX, p. 16 et 24).

II. ANATOMIE PATHOLOGIQUE. — Dans la rate, la *granulation tuberculeuse* se présente avec les mêmes caractères que dans les poumons : même forme, même volume, même consistance. Elle est généralement peu abondante et disséminée à la surface ou dans la profondeur. — On y trouve aussi parfois des noyaux jaunâtres du volume d'une lentille ou d'un pois. — Le ramollissement de ces tubercules et la formation de petites cavernes sont très-rares ; on en a cependant cité quelques exemples.

La rate tuberculeuse est généralement grosse et comme tuméfiée ; quelquefois elle est hypertrophiée. En même temps que l'on trouve des tubercules dans la rate, on en trouve déjà à une période plus avancée dans les poumons, le péritoine, etc.

III. ÉTIOLOGIE. — La tuberculose de la rate est bien plus fréquente chez l'enfant que chez l'adulte ; plus commune également chez les garçons, elle paraît surtout atteindre son plus fort degré d'intensité de 3 à 10 ans.

Les tubercules de la rate sont beaucoup plus communs, avons-nous dit, chez l'enfant que chez l'adulte. En effet, d'après les relevés de Bayle, les tubercules de la rate ne se rencontrent que 2,04 pour 100 chez l'adulte ; d'après ceux de Louis, 8,44 pour 100, tandis que chez l'enfant, Papavoine donne comme degré de fréquence 40 p. 100, et Rilliet et Barthez 34,22 p. 100. — Les tubercules de la rate se présentent plus souvent chez les garçons ; en effet, dans les 107 cas observés par Rilliet et Barthez, il y avait 75 garçons dont l'âge variait surtout de 3 à 10 ans.

Si le tubercule de la rate coïncide généralement avec d'autres altérations tuberculeuses du poumon, la règle n'est cependant pas sans de nombreuses exceptions, puisque sur 312 enfants tuberculeux, Rilliet et Barthez ont noté 47 fois l'absence de lésions pulmonaires.

IV. DIAGNOSTIC ET TRAITEMENT. — La tuberculisation de la rate ne se révèle par aucun symptôme pendant la vie ; elle ne présente aucune indication thérapeutique.

III

PRODUCTIONS GOMMEUSES DE LA RATE

Les altérations syphilitiques de la rate appartiennent à la troisième période, à la période des productions gommeuses. Elles consistent tantôt en une splénite partielle ou générale, tantôt en des dépôts gommeux, enfin en une hypertrophie par augmentation du contenu cellulaire ou de la pulpe. Nous avons déjà signalé la splénite et l'hypertrophie; nous allons toutefois y revenir en quelques mots, et compléter cette étude par la description des dépôts gommeux.

I. Bibliographie. Nous signalerons principalement :

Dumoulin. — *De la cachexie en général et de la cachexie syphilitique en particulier*. (Thèse de Paris, 1848.)

Boys de Loury. — *Du marasme syphilitique*. (*Gaz. hebdomadaire* n. 40, 1859.)

Virchow. — *La syphilis constitutionnelle*. Paris, 1860.

Moùtard-Martin. — *Union médicale*, 1860.

Hutchinson et Jachson. — *Med. Times and Gaz*. Octobre 1862.

Mosler. — In *Berlin Klinik Wochensch.*, p. 15 à 25. 1864.

·Lancereaux. — *Traité théorique et pratique de la syphilis*, p. 376.— Paris, 1866.

Gée (Samuel). — *De l'augmentation de la rate dans la syphilis héréditaire* (*Archiv. de médecine*, p. 368, 1867.)

Rendu. — *Syphilis infantile ; gommes de la rate et du poumon*. (*Bulletins de la Société anatomique*, 1870.)

II. Anatomie pathologique. — Sous l'influence d'une hypérémie modérée, quelques parties du parenchyme splénique se tuméfient ; tantôt il se forme des foyers lobulaires, tantôt l'altération s'étend irrégulièrement dans tout l'organe. Les points affectés sont durs à la coupe ; ils apparaissent plus foncés, plus secs, plus consistants. Quelquefois, ils sont colorés en rouge noir; ils ressemblent à des foyers hémorrhagiques, et il est même difficile de les distinguer des engorgements inflammatoires. Plus tard, la rougeur disparaît, surtout au centre ; le tissu de l'organe, en devenant plus sec et plus dur, prend une coloration plus pâle; quelquefois, au contraire, il est d'un rouge grisâtre. Dans les points où l'altération s'est faite sous forme de foyer, on remarque plus tard une rétraction, un épaississement et une dépression cicatricielle. Blanche et épaisse en pareil cas, la capsule fibreuse de cette glande adhère généralement au diaphragme (Virchow).

Les dépôts gommeux de la rate se présentent avec leurs caractères habituels, c'est-à-dire sous forme de nodosités arrondies, blanchâtres ou jaunâtres, uniques ou multiples, et plus ou moins profondément situées. Ces manifestations sont relativement rares ; quelques faits seulement attestent leur existence. Willis a donné un dessin qui représente une de ces tumeurs siégeant dans l'épaisseur du parenchyme splénique, au voisinage de la capsule. Hutchinson et Jackson rapportent deux faits mentionnant une semblable altération (Lancereaux). — Ces dépôts sont rares chez le nouveau-né syphilitique ; il en existe cependant quelques exemples, et un cas en a été présenté dernièrement à la Société anatomique par notre collègue Rendu.

L'hypertrophie de la rate paraît assez commune, à la période tertiaire de la syphilis, et chez les adultes et chez les nouveau-nés. Le volume de la glande peut acquérir 15 à 20 centimètres ; la consistance est plus molle, la coloration brunâtre. Le microscope y montre des éléments granuleux et en voie d'évolution rétrograde.

III. Symptômes et diagnostic. — Les symptômes consistent en des signes physiques, en des troubles fonctionnels de voisinage, et enfin en des désordres généraux résultant de la modification anatomique de la rate.

Signes physiques. — La percussion révèle ordinairement l'existence d'une matité dans une étendue plus grande qu'à l'état normal. Souvent même la palpation permet d'apprécier le volume de l'organe s'il vient à dépasser le rebord des fausses côtes.

Symptômes de voisinage. — Ils résultent de l'influence qu'une rate volumineuse peut exercer sur les fonctions de l'estomac et sur la respiration.

Désordres généraux. — Ces désordres sans localisation spéciale, et qui intéressent l'économie tout entière, ne sont autres que ceux généralement connus et décrits sous le nom de *cachexie*. M. Lancereaux n'hésite pas à considérer cette cachexie syphilitique comme un symptôme lié à l'altération des glandes vasculaires sanguines, à laquelle s'ajoute le plus ordinairement une altération du foie.

IV. Pronostic. Le pronostic ne peut être que très-grave ; les fonctions de la glande une fois troublées, l'organisme se trouve en effet dans les plus fâcheuses conditions. Ajoutons d'ailleurs que ces altérations ne sont pas les seules, et qu'elles atteignent généralement toutes les glandes vasculaires sanguines.

V. Traitement. — Pour peu que les lésions soient étendues, les agents thérapeutiques sont sans résultats. Souvent alors la médication spécifique est un contre-sens ; le dépérissement fait des progrès ; puis survient le marasme : l'état cachectique se prononce de plus en plus, et trop souvent il finit par la mort (Lancereaux).

CHAPITRE II

TUMEURS ACCIDENTELLES

Dans les tumeurs accidentelles, nous rangeons les sarcomes, les lymphomes, les psammomes, les gliomes, les myxomes, les kystes, etc. Nous passerons rapidement sur le plus grand nombre de ces productions, dont l'étude ne peut être faite à cause de la rareté ou même de l'absence des matériaux.

I

Nous n'avons trouvé aucun renseignement qui puisse nous faire croire à l'existence de lipomes, de myxomes ou de chondromes dans l'intérieur de la rate ; Virchow croit à l'existence des psammomes, ou du moins à quelque chose d'analogue (t. II, p. 116). Quant aux lymphomes ou aux lymphadénomes, on peut les rencontrer assez souvent. Dans ce cas, la rate est altérée de la même façon que les ganglions lymphatiques ; les corpuscules de Malpighi, qui représentent les follicules des ganglions lymphatiques, sont démesurément hypertrophiés ; on peut les voir atteindre, en effet, le volume d'une noisette ou d'une noix ; le tissu réticulé présente presque partout un épaississement de ses trabécules ; les capillaires sont remplis et distendus par des globules blancs dans le cas de leucocythémie (Cornil et Ranvier).

Le *sarcome* a été rencontré également dans la rate ; toutefois il y est rare, et nous avons pu dernièrement en observer un bel exemple sur un malade mort à l'hôpital de la Pitié[1].

Les *angiomes*, ou tumeurs érectiles, existent évidemment dans la rate ; les auteurs y font allusion ; nous n'avons pu cependant en trouver aucune observation bien concluante.

Telles sont les diverses tumeurs accidentelles, que nous ne pouvions qu'indiquer ; il nous reste à étudier une variété beaucoup plus importante au point de vue clinique : nous voulons parler des *kystes*, dont nous allons maintenant retracer l'histoire.

II

KYSTES DE LA RATE

Les kystes de la rate sont surtout des kystes séreux et des kystes hydatiques. Comme ils ne diffèrent entre eux qu'au point de vue des caractères anatomiques, — comme leur symptomatologie, leur diagnostic et le traitement qu'ils réclament sont les mêmes, — on ne sera pas surpris de nous les voir placer dans un même chapitre et de ne pas en faire une étude séparée.

I. BIBLIOGRAPHIE.

BARRET. — *Kystes hydatiques développés dans le bassin et dans la rate.* (Bulletins de la Soc. anat., t. III, p. 168, année 1820.)

POMMIER. — *Kyste hydatique volumineux de la rate méconnu pendant la vie.* (Soc. anat., t. XV, p. 170, année 1832.)

LIVOIS. — *Recherches sur l'échinocoque chez l'homme et les animaux.* (Thèse de Paris, 1843.)

BAUVAIS. — *Kystes hydatiques du foie, de la rate et du bassin.* (Soc. anat., t. XX, p. 73, année 1845.)

DEGAILLE. — *Kyste hydatique de la rate, pris pour un abcès froid.* (Soc. anat., t. XXV, p. 112, année 1850.)

GAILLET. — *Kystes hydatiques multiples, pris pour un kyste de l'ovaire.* (Bull. Soc. anat., t. XXVII, p. 519, année 1852.)

BROCA. — *Kyste hydatique de la rate.* (Soc. anat., t. XXVII, p. 273, année 1852.)

[1] L'observation détaillée a été consignée par notre ami J. Cornillon dans la *Revue photographique des hôpitaux.* — Mois de novembre 1871.

Voisin. — *Kyste hydatique de la rate et du foie, méconnu pendant la vie.* (*Soc. anat.*, t. XXVII, p. 116, année 1852.)

Leudet. — *Kyste séreux multiloculaire de la rate.* (*Soc. anat.*, t. XXVII, p. 120, année 1853.)

Rambeau. — *Kyste hydatique de la rate.* (*Bull. Soc. anat.*, t. XXIX, p. 341, année 1854.)

Vernois. — *Hydatide du foie, de la rate et des poumons.* (*Soc. anat* t. XXIX, p. 406, année 1854.)

Duboué. — *Kyste hydatique de la rate, du volume du poing, méconnu pendant la vie.* (*Bull. Soc. anat.*, t. XXXI, p. 155, année 1856.)

Davaine. — *Traité des entozoaires et des maladies vermineuses.* (Paris, 1860.)

Michon. — *Kyste hydatique de la rate* (*in* Thèse de Magdelain), 1860.

Béraud. — Thèse de Paris, 1868.

Magdelain. — *Des kystes séreux et acéphalocystiques de la rate.* — Thèse de Paris, 1868.

Finsen. — *Les échinocoques en Islande* (*Arch. de méd.*, VIe série. t. XIII, p. 23, année 1869.)

Chouppe. — *Kyste hydatique de la rate en voie de régression.* (*Bull. Soc. anat.*, p. 30, année 1870.)

II. Anatomie pathologique. — Commençons par les caractères anatomiques des *kystes séreux*. — Développés dans l'épaisseur même du parenchyme de la rate, ces kystes peuvent être uniloculaires ou multiloculaires ; ils sont, par conséquent, formés d'une ou plusieurs cavités limitées par des parois. Ces parois sont tapissées d'une membrane blanchâtre, comme fibreuse, revêtue d'épithélium pavimenteux ; il en est de même des loges qui divisent la cavité dans les kystes multiloculaires. Quant au contenu, c'est de la sérosité sans boue splénique, ni hydatides ; cette sérosité peut renfermer quelques globules sanguins, quelques leucocytes, des cristaux de cholestérine ; elle précipite par l'acide nitrique et se coagule par la chaleur.

Les *kystes hydatiques* de la rate paraissent être plus fréquents que les kystes séreux ; ils sont rarement primitifs, et alors qu'on les trouve dans la rate, il y en a le plus souvent dans d'autres organes, dans le foie surtout. Ils ne présentent d'ailleurs, dans cet organe, rien de particulier. Ils peuvent être simples ou multiples ; leur volume est très-variable, depuis celui d'une tête d'épingle jusqu'à celui d'une grosse pomme et plus. Ainsi, M. Pommier (*Bull Soc.*

anat., t. XV, p. 170) a présenté un kyste de la rate qui avait 27 centimètres de circonférence, 24 centimètres de diamètre longitudinal
et 25 centimètres de diamètre transversal. Celui que M. Chouppe
présenta en 1870 avait une circonférence de 57 centimètres, occupait tout l'hypochondre gauche, s'avançait jusqu'à l'ombilic et des-
cendait dans la fosse iliaque correspondante. Le poids du kyste,
avant l'ouverture, était de 2040 grammes ; après, il était de
537 grammes. — Les parois sont formées par une membrane lisse,
homogène, élastique ; les hydatides nagent au milieu d'un liquide
qui est généralement d'une limpidité parfaite, mais qui cependant
peut être jaunâtre, orangé, purulent, limoneux ; le principal caractère chimique de ce liquide est d'être *non coagulable par la chaleur
et les acides*. Il laissé déposer par l'évaporation spontanée des cristaux de chlorure de sodium (Cl. Bernard et Axenfeld).

III. Symptomatologie. — Quand ils sont peu volumineux, les kystes
de la rate passent généralement inaperçus ; mais il n'en est pas
toujours ainsi ; assez souvent ils prennent un accroissement rapide,
et ont de la tendance à se porter vers la partie inférieure ou vers
la face interne de l'organe. — Rien de plus naturel ; ces tumeurs
font saillie du côté où elles éprouvent le moins de résistance, en refoulant les intestins en bas et à droite. Devenus volumineux, les
kystes donnent lieu à certains troubles et présentent certains symptômes qu'il nous faut étudier.

Ces symptômes sont physiologiques et physiques. Dans les premiers, nous rangerons la *douleur* et la *gêne* occasionnées par la
tumeur, ainsi que les troubles produits du côté des voies digestives
et respiratoires ; dans les seconds, nous rangerons la tumeur avec
ses caractères fournis par l'inspection, par la palpation et la percussion.

Du côté des voies digestives, nous devons signaler surtout la
gastralgie, quelquefois des vomissements, de la difficulté de la di
gestion, troubles produits par la compression ou les tiraillements
exercés par la rate sur l'estomac. Comprimant parfois l'angle des
côlons transverse et descendant, les kystes de la rate peuvent être
un obstacle au libre cours des matières et produire une obstruction
intestinale passagère. Du côté des voies respiratoires, notons seulement la gêne de la respiration produite par la tumeur s'opposant à
la dilatation de la cage thoracique, et, dans quelques cas même,
refoulant le poumon et le cœur.

Par l'*inspection*, on pourra constater une déformation au niveau de l'hypochondre gauche, ainsi que le soulèvement des fausses côtes gauches ; la *palpation* fera reconnaître une tumeur abdominale dont l'extrémité inférieure sera vers l'ombilic ou même dans la fosse iliaque gauche, tumeur où quelquefois on pourra percevoir de la fluctuation plus ou moins nettement suivant l'épaisseur des parois. — Par la *percussion*, on trouvera généralement une augmentation considérable du volume de la rate.

C'est encore par la percussion que l'on pourra sentir le *frémissement* hydatique ; pour cela, il faut que le kyste soit superficiel, et encore ce sera un signe assez délicat, puisque nous ne voyons dans aucun cas que ce signe ait été observé par le clinicien.

Ainsi donc, pour nous résumer, disons avec M. Magdelain :

« Déformation au niveau de l'hypochondre gauche et des régions contiguës, tumeur plus ou moins fluctuante, matité complète au niveau de cette tumeur, matité se confondant avec celle de la rate, déplacement plus ou moins exagéré des organes voisins, troubles digestifs variés, difficulté de la respiration, augmentant quelquefois à la suite de l'ingestion des aliments dans la cavité stomacale, et si nous y ajoutons la douleur obtuse au niveau de l'hypochondre gauche dont se plaignent quelquefois les malades, nous aurons résumé tous les symptômes des kystes volumineux de la rate. »

IV. Marche et durée ; pronostic. — Les kystes de la rate ont peu de tendance à s'arrêter dans leur développement ; ils deviennent de plus en plus volumineux, et peut-être pourraient-ils par une distension trop considérable se rompre dans l'abdomen et amener une péritonite mortelle ; nous n'avons cependant pas d'observation à l'appui de cette manière de voir, de cette hypothèse si l'on aime mieux. — Nous ajouterons également qu'on n'a pas noté de guérison spontanée de ces kystes de la rate.

Quelquefois ils peuvent rester à peu près stationnaires, d'autres fois ils se terminent par l'inflammation et la suppuration.—Quand ces kystes s'enflamment, soit spontanément, soit à la suite d'une contusion, il se développe une douleur vive dans l'hypochondre gauche ; une fièvre intense survient ; l'adynamie propre aux suppurations profondes se déclare et emporte généralement le malade.

La durée de cette maladie est tout à fait indéterminée.—Le début est lent, ordinairement inaperçu, la marche progressive, déterminant des accidents plus ou moins tardifs, mettant tôt ou tard en danger la vie du malade. — C'est dire assez que nous regardons l'affection comme grave.

V, ÉTIOLOGIE. — Dire à quelle cause il faut rattacher les kystes séreux de la rate nous est complétement impossible. L'origine des kystes hydatiques est peut-être un peu moins obscure. — Les échinocoques, en effet, appartiennent surtout à l'âge moyen de la vie ; on les rencontre rarement dans l'enfance et la vieillesse. Dans les observations que j'ai consultées, le plus jeune des malades avait 14 ans, le plus âgé 50 ans ; l'âge du plus grand nombre variait de 20 à 35 ans. — Les hydatides ont été observés un peu partout ; rares en Amérique, on les rencontre assez souvent en France, mais bien plus souvent en Allemagne et surtout en Islande.

Nous devons dire que la rate est un des organes dans lesquels on rencontre le plus rarement les hydatides ; ainsi, d'après des chiffres précis empruntés à J. Finsen, qui a surtout observé cette maladie en Islande, voici comment se répartissent 255 cas d'affections hydatiques :

POINT DE DÉPART	HOMMES	FEMMES	TOTAL	POUR 100
Foie..............	56	120	176	69,4
Reins.............	1	2	3	1,17
Rate..............	1	1	2	0,78
Abdomen...........	11	43	54	21,17
Poumons...........	2	5	7	2,7
Tête..............	1	3	4	1,5
Nuque.............	0	1	1	0,39
Région sus-épineuse	0	2	2	0,78
— sous-claviculaire...	0	1	1	0,39
— axillaire	1	1	2	0,78
Sein..............	0	1	1	0,39
Bras..............	0	1	1	0,39
Cuisse............	1	0	1	0,39

Les contusions de la rate, accusées autrefois de provoquer le développement des échinocoques, peuvent tout au plus aider à fixer dans un point déterminé la production morbide. Il ne faut donc y attacher qu'une importance tout à fait secondaire.

VI. Diagnostic. — Au début de la maladie, le diagnostic est *impossible*. — Plus tard, quand le kyste est volumineux, très-volumineux même, le diagnostic est encore *difficile*.

Que faut-il pour arriver à des résultats un peu certains? D'abord *il faut* penser que l'on *peut avoir affaire à une tumeur de la rate*, et ensuite il faut apporter un soin extrême à l'examen des organes abdominaux; on les explorera autant que possible un à un, et on fera usage de tous les moyens dont on peut disposer : inspection, palpation, percussion, toucher, changement de position des malades, auscultation.

Ceci posé, voyons brièvement quelles sont les maladies avec lesquelles les kystes de la rate peuvent être le plus facilement confondus : nous trouvons l'hypertrophie de la rate, les abcès des parois abdominales, les tumeurs du foie et du rein, et les tumeurs du bassin, surtout chez la femme.

Dans l'*hypertrophie* simple, la rate conserve toujours sa forme primitive ; le kyste au contraire déforme l'organe, et on ne sent plus son bord antérieur, qui est tranchant dans le premier cas. Les commémoratifs seront utiles et la percussion pourrait aussi donner un symptôme précieux, — la différence dans la matité.

Les abcès des parois abdominales viennent à la suite de contusions, de violents efforts ; ils sont symptomatiques d'une carie des côtes. — Les commémoratifs seront donc ici d'une grande utilité.

Les kystes du rein ont *été plusieurs fois observés ;* ce sont certainement les tumeurs qu'il est le plus difficile de différencier des kystes de la rate ; quand on n'aura pas de signes certains d'affection rénale, telles que coliques néphrétiques, expulsion d'hydatides, le mieux sera de se tenir dans une sage réserve.

Il est plus aisé de faire le diagnostic avec les tumeurs du foie; le siége de la matité est tout différent, et généralement entre la tumeur quand elle appartient au foie et la matité donnée par la rate, se trouve interposée la sonorité due à l'estomac ou à une anse intestinale.

On peut encore confondre les kystes de la rate avec les *kystes de l'ovaire;* tel est surtout le cas de la jeune fille opérée en 1867, par M. Péan, et chez laquelle rien avant l'opération ne faisait prévoir que l'on avait affaire à un kyste développé dans le tissu splénique.

VII. Traitement. — Lorsqu'on a été assez heureux pour parvenir à poser d'une façon certaine le diagnostic : kyste de la rate, que reste-t-il à faire ?

Disons de suite qu'il ne faut rien attendre du traitement médical; le calomel, le chlorure de sodium, l'iodure de potassium, vantés et préconisés tour à tour, sont complétement impuissants. — Si donc la tumeur kystique vient à causer des accidents sérieux, soit du côté des voies digestives, soit surtout du côté des voies respiratoires, il faut intervenir chirurgicalement.

Le traitement chirurgical a produit un certain nombre de guérisons ; quelquefois aussi il a tué rapidement le malade. Le traitement comprend différentes méthodes :

1° *La ponction simple.* — On la fait avec des trocarts de différentes grosseurs : assez souvent inoffensive, elle peut cependant déterminer l'inflammation et la suppuration du kyste.—Cette méthode compte quelques succès ; mais souvent la guérison n'est pas complète, et l'on est obligé d'avoir recours à des procédés plus compliqués.

2° *Ponction suivie d'injection de teinture d'iode.* — C'est là un bon moyen ; on fait la ponction avec un trocart un peu volumineux et on injecte une solution de teinture d'iode (solution au tiers). On a pour but ainsi de déterminer une inflammation adhésive, en vertu de laquelle les parois du kyste finissent par s'adosser ; assez souvent la guérison est définitive.

S'il n'en était pas ainsi, le meilleur moyen serait peut-être alors de faire l'ouverture du kyste à l'aide des caustiques ; c'est là ce qui constitue le procédé de Récamier.

3° *Ouverture du kyste par les caustiques.* — Établir une communication entre le kyste et l'air extérieur par une ouverture aussi large qu'on la veut, ouverture environnée d'adhérences certaines entre le kyste et la paroi abdominale, tel est le but qu'on atteint par l'emploi de ce procédé. On cherche le point du kyste le plus nettement fluctuant, on y applique une certaine quantité de caustique de Vienne avec les précautions ordinaires. Deux ou trois jours après, on incise l'eschare avec le bistouri, on l'enlève en partie, et on fait une nouvelle application de caustique, et ainsi de suite jusqu'à ce qu'on ait atteint le fascia qui double le péritoine. Lorsque l'eschare est prête à s'éliminer, on peut, avec le bistouri, pénétrer dans le kyste. On devra toutefois s'assurer que ce dernier temps de l'opération n'a provoqué aucune hémorrhagie, ni à l'intérieur ni à l'extérieur. Le kyste ainsi vidé, on y injecte de la teinture d'iode étendue d'eau et on laisse une mèche dans la plaie.

Le seul reproche qu'on puisse faire à ces applications de caustique, c'est d'être douloureuses ; mais que devient ce désagrément en présence des garanties qu'on peut ainsi offrir aux malades ?

Tel est le procédé le plus généralement suivi et auquel nous sommes d'avis de donner la préférence.

On ne devra avoir recours qu'à la dernière extrémité à la *spléno-tomie*, qui cependant a donné plusieurs succès, un à Zacerelli et Fioraventi, et un autre, qui, il y a quelques années, fit beaucoup de bruit dans le monde médical : je veux parler de l'admirable résultat qu'a obtenu M. le docteur Péan. (Voy. Magdelain, Thèse de Paris 1868.)

SECTION SIXIÈME

MALADIES DES VAISSEAUX DE LA RATE

Les vaisseaux de la rate, artère et veine spléniques avec leurs ramifications, peuvent présenter des altérations assez fréquentes ; il n'est donc pas inutile de les étudier avec soin.

CHAPITRE PREMIER

MALADIES DE L'ARTÈRE SPLÉNIQUE

Les maladies de l'artère splénique peuvent se diviser en traumatiques et spontanées, primitives et consécutives.

I

LÉSIONS TRAUMATIQUES

L'artère splénique peut être blessée par un instrument piquant, tranchant, ou par un projectile quelconque. Ces lésions s'accompagnent toujours de désordres plus ou moins graves des organes abdominaux, mais leur histoire ne saurait être séparée de celle des plaies pénétrantes d l'abdomen. Les signes d'une hémorrhagie interne, la présence du sang dans les garde-robes en sont les symptômes ordinaires.

II

LÉSIONS SPONTANÉES

Les seules lésions de ce genre observées dans l'artère splénique sont : l'ulcération, l'anévrysme, l'oblitération.

I. Ulcération. — L'ulcération est toujours ici consécutive à une maladie du voisinage, soit à un cancer de l'estomac ou du pancréas, soit à un ulcère simple de l'estomac. Le malade survit peu à une telle lésion, qui s'annonce ordinairement par les signes d'une hémorrhagie survenant brusquement au milieu des symptômes précédemment observés de la maladie première. — A l'autopsie, le vaisseau atteint est détruit en un ou plusieurs points, et dans une étendue variable. Les parois altérées sont le siége de ce même travail de désorganisation qui a commencé par envahir l'estomac et le pancréas et s'est étendu jusqu'à elle. C'est ainsi que Mondières [1] a pu citer plusieurs cas d'hémorrhagie de l'estomac, provoquée par l'ulcération des vaisseaux gastriques ou de l'artère splénique à la suite de dégénérescence cancéreuse de cet organe. Entre autres faits, nous pouvons encore citer celui que rapporte M. Mabille [2], qui, par un examen attentif d'une portion ulcérée du pancréas, découvrit l'artère splénique dénudée, isolée de toute part, très-amincie dans ses parois et ouverte dans deux endroits voisins l'un de l'autre par des ruptures fort longues. Une pareille lésion à la suite du cancer de l'estomac n'est pas chose rare, mais il paraît plus étonnant qu'une ulcération non cancéreuse de cet organe arrive au même résultat. On en a cependant cité quelques exemples [3] (Hodgson, Latour, Cazeau).

II. Anévrysmes. — L'anévrysme de l'artère splénique se rencontre assez rarement; on en possède cependant un certain nombre d'observations dues surtout à MM. Gendrin [4], Chambert [5], Leudet [6],

---

[1] Mondières. — *Archives générales de médecine*, t. XII, 1836.

[2] Mabille. — Thèse de Paris.

[3] Lannelongue. — Article *Tronc cœliaque* du *Dictionnaire de médecine et de chirurgie pratiques*.

[4] Gendrin. — *Traité philosophique de médecine pratique*, t. I, 1888.

[5] Chambert. — *Bulletin de la Société anatomique*, t. XII, p. 228, 1837.

[6] Leudet. — *Bulletin de la Société anatomique*, t. XIII, 1847.

Berard[1], Liouville[2]. Ces tumeurs peuvent être d'un volume très-variable ; ordinairement grosses comme une noix ou un peu plus, elles contiennent des caillots sanguins qui obstruent plus ou moins complétement la cavité.

Les symptômes sont peu nombreux ; les auteurs qui ont décrit ces anévrysmes les ayant laissé passer inaperçus pendant la vie, nous ne pouvons rien dire de la palpation, de la percussion, ou de l'auscultation. Il est probable, cependant, qu'on pourrait en retirer quelque résultat. Le phénomène le plus constant paraît être une douleur assez vive, avec paroxysmes parfois excessivement violents.

La terminaison a lieu ordinairement par hémorrhagie, et cette hémorrhagie a lieu soit dans l'estomac, soit dans le péritoine. On a vu aussi le sac s'oblitérer complétement par un caillot sanguin, et l'anévrysme guérir spontanément (Gendrin).

III. OBLITÉRATIONS. — L'oblitération de l'artère splénique peut être due à deux causes : à la compression ou bien à l'obstruction. La compression est l'effet ordinaire d'une tumeur du foie, de l'estomac ou du pancréas. L'obstruction est toujours le résultat d'un caillot sanguin développé sur place ou d'une embolie : l'embolie venant plus spécialement oblitérer les rameaux vasculaires les moins volumineux. Les caillots sanguins se produisant dans l'artère splénique en dehors des anévrysmes sont rares ; nous pouvons cependant en citer trois cas, dont l'un est dû à M. Cruveilhier et les deux autres à M. Lefeuvre. Les auteurs ne se prononcent pas sur la nature autochthone ou embolique du coagulum (Lannelongue).

L'oblitération de l'artère splénique n'aboutit pas à des résultats très-graves ; la circulation gênée parvient à se rétablir par les anastomoses. Alors même que tout le tronc artériel était oblitéré, il n'y avait d'altération dans la rate que dans les régions qui correspondaient à l'oblitération de vaisseaux de troisième et de quatrième ordre, c'est-à-dire là où toute voie collatérale était fermée au sang.

---

[1] Berard. — *Dictionnaire en 50 volumes.*
[2] Liouville. — *De la généralisation des anévrysmes miliaires.* (Thèse de Paris, 1870).

CHAPITRE II

MALADIES DES VEINES DE LA RATE

Bichat, le premier, a montré du pus dans le tronc de la veine porte et dans les veines spléniques ; depuis lors, on a signalé un assez grand nombre de faits de phlébite suppurée des veines de la rate. M. Cruveilhier, ainsi que nous l'avons vu, avait rattaché à la phlébite capillaire la production des abcès métastatiques. Plusieurs fois aussi on a trouvé la veine splénique et ses ramifications remplies d'une matière fibrino-albumineuse plus ou moins ferme, adhérant à la paroi interne de la veine et obstruant sa cavité de manière à empêcher le passage du sang (Dalmas).

Un des faits les plus curieux que nous ayons à citer est certainement une observation de *rupture des varices de la rate*, due au docteur Cohnheim[1] ; elle est probablement unique, et nous allons en résumer les principaux passages.

« Le 15 avril 1865, mourait subitement à la Charité, dans le service du professeur Traube, un jeune homme de 27 ans. A l'autopsie, on trouva, épanchés librement dans la cavité abdominale, un litre de sang liquide et une grande quantité de caillots mous et bien coagulés. La rate était complétement englobée dans cette masse ; elle est extrêmement augmentée de volume. La surface est soulevée par de nombreuses bosselures, et au milieu de l'une d'elles on trouve une déchirure d'environ trois quarts de pouce de long, légèrement entr'ouverte, irrégulière et remplie par un caillot mou. Une coupe faite à travers l'organe montre que son intérieur est occupé par un système de cavités de formes irrégulières ressemblant à des sinus et pleins de sang coagulé. Ces cavités varient du volume d'un pois à celui d'une grosse noix ; leur paroi est essentiellement lisse, comme celle des veines, bien qu'il soit absolument indiscutable qu'en plusieurs endroits, les caillots sont directement contenus dans la pulpe déchirée. L'artère et la veine spléniques sont normales et parfaitement vides jusqu'à leur entrée au hile. Une des premières divisions artérielles porte pourtant, dans

---

[1] Cohnheim. — *Archiv für path. Anat.*, t. XXXVII et *Archives générales de médecine*, 1870.

le hile, un anévrysme latéral de la grosseur d'un pois, mais il est complétement clos et n'a aucune communication avec les foyers sanguins de l'intérieur de la rate. Au contraire, on n'a pas de peine à pénétrer immédiatement dans les cavernes par quelques-unes des branches principales de la veine splénique, et on peut suivre, avec la plus grande évidence, le passage d'une de ces branches veineuses directement dans la grande cavité centrale. Si déjà, à l'œil nu, l'examen avait démontré l'origine phlébectasique de ces foyers sanguins, l'examen microscopique ne fit que confirmer entièrement cette opinion. »

A côté de ces varices de la rate, nous signalerons, sans nous y arrêter davantage, les concrétions qui peuvent se former dans l'intérieur des veines et auxquelles on a réservé le nom de phlébolithes. Les *Bulletins de la Société anatomique* en contiennent quelques cas dus à MM. Barth[1], Lefeuvre et Lancereaux[2].

[1] *Bulletin de la Société anatomique*, t. XVIII, p. 331.
[2] *Bulletin de la Société anatomique*, t. XXXVI, p. 235, 1851.

SECTION SEPTIÈME

LÉSIONS TRAUMATIQUES DE LA RATE

Dans la pathologie chirurgicale de la rate, nous rangerons : 1° la contusion ; 2° la hernie de la rate à travers une plaie de la paroi abdominale ; 3° les plaies ; 4° les ruptures.

Nous ne nous arrêterons pas à faire l'étude de la *contusion* de la rate ; le peu que nous avons à en dire trouvera sa place alors que nous traiterons des ruptures.

La rate peut faire *hernie* à travers une plaie abdominale ; il en existe un certain nombre d'exemples, et M. Magdelain [1], dans sa Thèse inaugurale, a pu en réunir neuf cas. — Ce qu'il faut faire, c'est essayer de réduire la rate herniée, en débridant s'il est nécessaire. Toutefois, si la rate était contuse, ramollie ou sur le point de se gangrener, il ne faudrait pas hésiter à pratiquer l'excision, partielle ou totale, d'autant plus que cette opération ne paraît pas être aussi grave qu'on le suppose en général. — Dans tous les cas rapportés par M. Magdelain, il y a eu guérison. Les chirurgiens qui ont été moins heureux dans leurs résultats auraient-ils oublié de publier leurs observations ? Il ne faut pourtant pas trop s'étonner de ces succès, car on agit dans ces cas sur un organe peu volumineux, le plus souvent normal, et qui n'est pas indispensable à la vie [2].

Nous allons à présent parler un peu plus longuement des plaies et des ruptures de la rate, auxquelles nous allons consacrer les deux chapitres qui vont suivre.

[1] Magdelain. *Des kystes de la rate et de la splénotomie.* Thèse de Paris.
[2] Bouteiller. *Hernie d'une portion de la rate.* (*Mouv. méd.*, 1868.)

CHAPITRE PREMIER

PLAIES DE LA RATE

La rate est quelquefois atteinte directement par les corps vulnérants. Ses blessures sont cependant assez rares, et cela à cause de la petitesse de l'organe et de sa situation profonde.

I. Bibliographie. — La bibliograhie des plaies de la rate est intimement liée à celle des plaies pénétrantes de l'abdomen ; nous nous contenterons d'indiquer seulement quelques sources principales.

Fergusson. — *Philosophical Transactions*, 1738.
Larrey. — *Clinique chirurgicale*, t. II.
Piorry. — *Rapport sur un cas de blessure de la rate, par un trocart.* (*Bulletins de l'Académie de médecine*, 1846.)
Brard. — *Thèse de Paris*, 1859.
Legouest. — *Traité de chirurgie d'armée*, p. 555 ; 1863.
Follin . — *Plaies pénétrantes de l'abdomen*, in *Dictionnaire encyclopédique*, t. I, p. 162, 1864.

II. Étiologie. — Instruments piquants (lances, épées); tranchants (sabres, couteau, etc.); contondants (balles, éclats d'obus, etc.) : voilà les causes principales des plaies de la rate, qui sont assez rares pour que Larrey, dans sa longue pratique, n'en ait observé que trois cas.

III. Symptomes et Diagnostic. — La position, la direction et la profondeur de la plaie peuvent seules faire songer à une plaie de la rate. Un écoulement sanguin abondant rend plus probable la lésion de cet organe, mais il n'y a point de signes caractéristiques de cette blessure ; cependant quand la plaie abdominale est large, on peut quelquefois sentir avec le doigt la rate blessée.

IV. Traitement. — Si la rate blessée dans une petite étendue donne lieu à un abondant écoulement sanguin, il faut chercher à empêcher la perte de sang par les réfrigérants et ne réunir la plaie qu'a près s'être assuré qu'il n'y a plus à craindre un épanchement dans le ventre. Mais si la rate était trop désorganisée, on passerait un fil solide autour de la partie blessée, qu'on exciserait, et l'on maintiendrait le moignon de cette plaie au voisinage de la plaie abdominale, réunie le mieux possible (Follin).

CHAPITRE II

RUPTURES DE LA RATE

L'étude des ruptures de la rate, obscure encore sur plusieurs points, a fait, en 1843 et 1844, l'objet d'un travail très-intéressant publié par M. Vigla dans les *Archives générales de médecine.*La description de M. Vigla est basée sur un certain nombre d'observations qu'il a recueillies lui-même ou qu'il a trouvées éparses dans les ouvrages ou dans les écrits périodiques ; c'est encore le travail le plus complet que nous ayons sur l'affection qui doit nous occuper ; depuis cette époque, quelques observations nouvelles sont venues seulement s'ajouter à celles que nous possédions déjà, et fournir ainsi quelques matériaux de plus qui nous serviront pour l'exposé que nous allons faire des ruptures de la rate.

I. Bibliographie. — Pour l'étude des ruptures de la rate, il faut consulter principalement :

Bailly. — *Observations de rupture de la rate dans les fièvres intermittentes. (Revue médicale*, t. IV, p. 24, 1825.)

Pigné. — *Bulletins de la Société anatomique*, t. XII, p. 325, 1837.

Sotis. — *Quatre observations de rupture de la rate. (Gazette médicale*, 1840.)

Gaynel fils. — *Rupture de la rate. (Gazette des hôpitaux*, p. 582, 1840.)

Raynaud. — *Bulletins de la Société anatomique*, t. XV, p. 106, 1840.

Verga. — *Gazette médicale*, 1843.

Vigla. — *Recherches sur la rupture spontanée de la rate. (Archives générales de médecine*, t. III et IV, 1844.)

Janssens. — *Annales de la Société de médecine d'Anvers*, 1845.

Goubaux. — *Rupture de la rate chez un cheval. (Société de biologie* et *Gazette médicale,* 1851.)

Sée. — *Bulletins de la Société anatomique,* t. XXVII p. 323, 1852.

Charcot. — *Rupture de la rate chez un fœtus. (Société de biologie,* 1858.)

Playfair. — *Gazette médicale,* 1859.

Meunier. — *Rapport sur un cas de rupture de la rate. (Bulletins de la Soc. anat.,* p. 200, 1863.)

Observation *de rupture de la rate. (The Lancet,* décembre 1864.)

II. Anatomie pathologique. — Lorsque l'on ouvre la cavité abdominale d'un malade mort de rupture de la rate, on la trouve généralement, sinon distendue, du moins remplie par une quantité variable de sang plus ou moins fluide. Le plus souvent c'est l'hypochondre gauche qui est occupé par des caillots de sang noir, entourant et masquant quelquefois l'organe splénique. Quelquefois les caillots occupent le petit bassin.

La quantité de sang épanché est plus ou moins considérable, depuis quelques grammes jusqu'à un kilogramme. Dans ces derniers cas, la masse intestinale est imbibée du liquide : le tissu cellulaire sous-péritonéal est ordinairement infiltré de sang. On peut trouver des traces de péritonite partielle ou généralisée ; cependant elles manquent souvent, ce qui peut s'expliquer par la rapidité de la mort.

Quand l'on vient à examiner la rate, on trouve généralement un organe ramolli, friable, ayant un volume plus considérable qu'à l'état normal ; si l'on examine alors plus attentivement, on trouve une déchirure de dimensions variables, ayant ordinairement de 3 à 5 centimètres, et par laquelle s'échappe le tissu de la rate elle-même. Cette déchirure se trouve le plus souvent à la face interne ou à la face antérieure ; quelquefois la fente est obstruée par un caillot, qui peut ainsi mettre un terme à l'hémorrhagie.

Quant au parenchyme splénique, il présente une disposition fréquente, et signalée par M. Vigla. Il semble que le tissu soit constitué par deux couches superposées, l'une superficielle, réduite en bouillie, semblable à un caillot mou et diffluent, l'autre profonde et moins altérée. Dans les cas où le traumatisme a été des plus violents, on observe une véritable contusion avec destruction du tissu splénique.

III. **Étiologie et pathogénie.** — Les ruptures de la rate peuvent être spontanées ou traumatiques ; ces dernières sont de beaucoup les plus fréquentes ; ce sont celles qui ont été le mieux étudiées.

Les ruptures *spontanées*, c'est-à-dire celles qui ne reconnaissent pas pour cause un traumatisme violent, sont rares, très-rares, dans nos pays surtout. Pour qu'elles se produisent, il faut que le tissu de la rate soit déjà modifié, ou par des infarctus préexistants, ou par des kystes, ou par une dégénérescence quelconque. Dans les pays marécageux, où un grand nombre de malades présentent un développement pathologique de la rate, il y a de plus une condition morbide très-fréquente dans les cas de rupture : c'est le ramollissement. La moindre cause alors, la contraction même des muscles abdominaux, suffit pour amener l'accident ; c'est ainsi que le docteur Playfair, médecin dans l'Inde, chargé de l'autopsie des morts subites, a rencontré, dans une période de deux ans et demi, plus de vingt cas de rupture de la rate. (*Gazette médicale*, 1859.)

Les ruptures *traumatiques* reconnaissent pour causes des contusions et des violences extérieures, des chutes d'un lieu plus ou moins élevé. Les coups de pied, de pierre, de timon dans l'hypochondre gauche, les chutes sur la poitrine ou sur le ventre, les chutes de cheval, voilà les conditions étiologiques les plus souvent notées dans les diverses observations que nous avons consultées.

Les ruptures de la rate, avons-nous dit, sont assez fréquentes dans les pays marécageux, rares ailleurs ; on les rencontre chez la femme comme chez l'homme ; on les a notées à tous les âges, et même chez le fœtus (Charcot).

IV. **Symptômes et diagnostic.** — Pour la symptomatologie, nous devons admettre deux formes distinctes : la *forme suraiguë*, dans laquelle la mort arrive immédiatement, et la *forme à marche moins rapide*, dans laquelle la vie se prolonge.

Les premiers cas sont, sans contredit, les plus nombreux, mais la description des symptômes en est si incomplète, qu'il est à peu près impossible de ne pas les confondre avec tous les cas d'hémorrhagie interne, par rupture d'un organe quelconque. Ce que nous pouvons dire, c'est que, à la suite d'un traumatisme violent, les malades éprouvent une douleur vive dans la région de l'hypochondre gauche ; cette douleur peut être suivie de syncopes, de convulsions légères ; bientôt la face pâlit, le pouls devient faible, les extrémités se glacent et la mort arrive en quelques heures. Ce sont là les cas les plus fréquents.

Les seconds cas, les moins nombreux, peuvent servir cependant à tracer une symptomatologie à peu près complète. Pour cela, il faut étudier les commémoratifs, les signes locaux et les signes généraux. Pour les commémoratifs, il faudra rechercher avec soin si le malade a vécu dans un pays marécageux, s'il a eu des fièvres d'accès ou la fièvre typhoïde, s'il a fait des excès alcooliques. Il ne sera pas moins important de savoir quelle a été la cause traumatique, avec quelle intensité et de quelle manière elle a agi. La douleur devra être étudiée minutieusement dans son mode d'apparition, dans son acuïté plus ou moins grande, dans son siége, dans sa constance.

Cette *douleur* apparaît brusquement, augmente et se soutient ordinairement jusqu'à la mort. « Elle est caractérisée par les observateurs, dit M. Vigla, de vive, aiguë, lancinante, cruelle, atroce ; elle est accompagnée, suivant les cas, de chaleur, de brûlure, de plénitude, de pesanteur et de tension dans les mêmes régions; elle peut arracher des cris au malade ou le faire tomber dans des mouvements convulsifs; elle augmente par une pression légère, le mouvement, le poids des couvertures. »

Le *facies* a une expression particulière; le malade se tient assis en penchant son corps en avant; sa respiration est fréquente, courte, douloureuse. La *percussion* de la rate est impossible à cause de la sensibilité de la région splénique. Le *pouls* est fréquent, peu développé, petit même et variable avec l'abondance de l'hémorrhagie.

A ces symptômes devons-nous ajouter ceux d'une péritonite aiguë ou suraiguë? en d'autres termes, la péritonite est-elle la complication nécessaire d'un épanchement sanguin dans l'abdomen? La réponse sur ce point ne peut être catégorique. M. Vigla, à ce sujet, s'exprime ainsi : « Dans aucun des faits, le péritoine ne s'est enflammé. Cela s'explique, quand la mort a été instantanée ; mais dans le cas où la vie s'est prolongée au delà de vingt-quatre heures, il est curieux de constater l'innocuité de la présence du sang à la surface d'une séreuse, sous le rapport de l'inflammation. Ce fait est d'ailleurs acquis à la science par l'observation des faits assez nombreux d'hémorrhagies intra-rachidiennes. » Nous ne pouvons être aussi absolu ; dans quelques faits au moins, la péritonite était évidente ; l'abdomen était dur, tendu, douloureux à la palpation, et d'ailleurs les résultats de l'autopsie sont venus confirmer le diagnostic porté pendant la vie.

Des considérations que nous venons de développer, il résulte que la rupture de la rate est d'un diagnostic difficile ; l'hypertrophie antérieure de cet organe, l'action d'une violence extérieure sur l'hypochondre gauche, l'existence d'une douleur très-vive s'irradiant jusqu'à la fosse iliaque, la syncope, la pâleur excessive, l'attitude du malade, l'accélération et la difficulté des mouvements respiratoires, la fréquence et la petitesse du pouls, les symptômes de la péritonite, tels sont les principaux traits d'après lesquels on peut établir, avec quelque certitude, l'existence de cette lésion, ou la distinguer, soit d'une péritonite simple, soit d'une pleurésie diaphragmatique, soit d'une perforation intestinale, soit enfin de la rupture d'un anévrysme ou d'un gros vaisseau de l'abdomen. Mais le diagnostic ne peut jamais reposer que sur des probabilités, et nous ne croyons pas qu'on puisse jamais le préciser complétement. Il ne faut pas oublier d'ailleurs que, le plus souvent, la marche des accidents est telle que par leur excessive rapidité ils échappent à l'observation (Meunier).

V. MARCHE ET DURÉE. — Nous avons admis, dans la symptomatologie de la rate, deux formes que nous retrouverons ici. Dans la *première*, la mort arrive immédiatement ou en l'espace de quelques heures : dans ce cas, elle peut être due à deux causes, ou à l'abondance de l'hémorrhagie, ou, comme l'a indiqué le docteur Sotis, à une sorte de sidération nerveuse résultant de l'action du plexus splénique. Dans la *deuxième forme*, la vie peut se prolonger douze à quinze jours ; on admet alors que l'hémorrhagie a été arrêtée temporairement, grâce à un caillot obturateur ; on peut admettre également que la vie s'est prolongée grâce à l'intégrité des enveloppes de la rate qui résistent d'abord, alors même que le parenchyme est broyé, mais qui finissent par céder à un nouvel effort hémorrhagique.

VI. PRONOSTIC ET TRAITEMENT. — Nous n'avons que peu de chose à dire du pronostic et du traitement. Une fois la rupture opérée, le médecin doit tendre surtout à éviter la péritonite, à la combattre, si elle survient ; il doit surtout essayer de remédier à la syncope, à la défaillance du malade, et c'est alors qu'il devra employer surtout un régime tonique et excitant ; il s'efforcera de ramener le calorique aux extrémités, s'il est possible. Il devra aussi calmer la douleur : de là, l'emploi de l'opium à doses élevées. Nous n'insisterons pas davantage ; la rupture de la rate, comme le dit M. Vigla, est une maladie qu'il faudrait reconnaître avant de la traiter, et nous avouons que c'est chose fort difficile.

SECTION HUITIÈME

DES OPÉRATIONS QUI SE PRATIQUENT SUR LA RATE

Les maladies de la rate qui réclament l'intervention chirurgicale sont surtout les abcès et les kystes ; l'incision, la ponction simple ou avec injection iodée, la ponction capillaire : voilà les moyens généralement employés et dont nous avons parlé quand nous avons étudié les kystes de la rate. Mais alors nous n'avons fait qu'indiquer le procédé radical qui a été tenté plusieurs fois : nous voulons parler de l'extirpation de la rate ou de la splénotomie, dont il nous faut dire maintenant quelques mots.

SPLÉNOTOMIE

La splénotomie est une opération qui consiste dans l'extirpation plus ou moins complète de l'organe splénique.

I. Bibliographie et historique. — L'opération de la splénotomie remonte déjà à un temps assez reculé. Fantoni, d'après Morgagni, a traité une femme pour une hernie de la rate ; il enleva l'organe, et la femme guérit. Zaccarelli, en 1549, opéra une femme de vingt-quatre ans, dont la rate était hypertrophiée, et la guérison eut lieu au bout de vingt-quatre jours. Quitterbaum, en 1836, et Küchler, en 1855, enlevèrent des rates hypertrophiées, mais la mort suivit d'assez près l'opération ; il en fut de même d'une femme opérée par S. Wells, en 1865. — En 1867, M. Péan extirpa un kyste énorme de la rate, et la guérison se fit très-rapidement. Enfin la même année M Kœberlé pratiqua la splénotomie pour un cas d'hypertrophie considérable de la rate, mais la mort eut lieu, par suite de l'affaiblissement causé par une hémorrhagie en nappe, qu'on ne put arrêter.

Telles sont les principales opérations de splénotomie qui ont été pratiquées; on pourra d'ailleurs consulter avec fruit :

MORGAGNI. — *De sedibus et causis morborum*, t. III, p. 350.

FIORAVENTI. — *Thesaurus vitæ humanæ*, liv. II, p. 26.

QUITTENBAUM. — *Commentatio de splenis hypertrophiæ et extirpationis splenis hypertrophici*. Rostock, 1836.

BERTHET (DE GRAY). — *Académie de médecine*, 1844.

BARDELEBEN. — *Effets de l'extirpation de la rate*. (*Archives de médecine*, p. 516, 1844.)

KUCHLER. — *Exstirpation eines milztumars*. Darmstadt, 1855.

SIMON. — *Die Exstirpation del Milz em Manschen*. Giessen, 1857.

ADELMANN. — *Journal deutsche Klinik*, n. 17, 1856.

GERLACK. — *Extirpation de la rate*, in *Deutsche Klinik*, n. 30, 1856.

S. WELLS. — *De l'extirpation de la rate dans les cas d'hypertrophie considérable de cet organe*. (*Medical Times and Gazette*, 1865.)

WILS. — *Observations d'hypertrophie de la rate, avec remarques sur l'ablation de la rate* (*Guy's Hospital Reports*), vol. XI, 1867.

KŒBERLÉ. — *De la splénotomie; historique*. (*Gazette hebdomadaire*, p. 680, 1867.)

PÉAN. — *Opération rapportée dans la Thèse de Magdelain*. Paris, 1868.

II. MANUEL OPÉRATOIRE. — Notre intention n'est pas de décrire minutieusement le procédé opératoire qui est indiqué dans les traités spéciaux, et qui d'ailleurs ne diffère que peu du manuel opératoire exigé par l'ovariotomie. Il consiste en une incision pratiquée sur la ligne blanche ou au bord externe du grand droit de l'abdomen du côté gauche; cette incision doit remonter vers l'appendice xiphoïde du sternum et descendre assez bas; on la fait généralement de 25 à 50 centimètres. Par cette incision, on peut alors introduire la main et explorer la rate, afin de constater s'il y a ou non des adhérences, et si elles sont plus ou moins vasculaires et peuvent être détruites sans danger.

On peut alors essayer d'attirer la rate au dehors, et l'on peut procéder à la ligature des vaisseaux de la scissure, ou du moins les serrer dans un large champ. On pratique ensuite l'extirpation de l'organe, et l'on réunit les lèvres de la plaie extérieure.

Les soins les plus minutieux doivent être pris, surtout pour conjurer tout danger d'hémorrhagie; le succès est à ce prix.

III. Indications de la splénotomie. — La splénotomie a été faite chez l'homme : 1º dans les cas de plaies de l'abdomen avec issue de la rate ; 2º dans les cas de maladies de la rate proprement dites.

L'opération est indiquée toutes les fois que la rate contuse ou sur le point de se gangrener fait hernie à travers une plaie abdominale C'est là un fait de pratique adopté par tous les chirurgiens.

Mais les maladies de la rate proprement dites, kystes ou hypertrophie, demandent-elles la splénotomie? Nous ne le pensons pas, ou du moins les indications doivent en être d'une rareté excessive. C'est d'ailleurs l'avis de la plupart des chirurgiens, et en particulier de M. L. Lefort, qui s'exprime ainsi à propos de l'opération pratiquée par Spencer Wells : « Nous ne saurions approuver l'opération tentée par M. Spencer Wells, et il y a des cas où la hardiesse devient plus que de la témérité. L'extirpation de la rate, hors des cas de blessure de l'abdomen, avec hernie irréductible de cet organe, est une opération que rien n'autorise à pratiquer. »

SECTION NEUVIÈME

DES MALADIES DE LA RATE CHEZ LES ANIMAUX

Les maladies de la rate sont assez fréquentes chez les animaux; elles ont été bien étudiées dans leurs rapports avec les affections générales, et c'est surtout sur ce point que l'on trouve des notions satisfaisantes dans les ouvrages spéciaux traitant de la médecine vétérinaire. Toutefois, il existe aussi un certain nombre de maladies locales dont nous dirons quelques mots[1].

CHAPITRE PREMIER

ALTÉRATIONS DE LA RATE DANS LES MALADIES GÉNÉRALES

Il est une maladie du cheval, fréquente, bien observée, et qui a donné lieu, relativement à sa nature, à des discussions sans nombre. *Diathèse typhoïde* pour les uns, *affection, maladie typhoïde* pour les autres, analogue absolument à la fièvre typhoïde de l'homme, cette maladie sévit plus particulièrement sur les jeunes chevaux, dans l'armée surtout.

Si on prend le mot *typhoïde* dans son sens étymologique, l'appellation nous paraît exacte; mais si, poussant plus loin l'analogie, on veut absolument comparer ces affections à la fièvre typhoïde de l'homme, nous l'avouons, rien, ni dans les symptômes, ni dans l'a-

---

[1] Tous les renseignements contenus ici m'ont été fournis par mon excellent ami Raymond, ex-chef de service à l'École vétérinaire d'Alfort.

natomie pathologique, ne nous paraît justifier cette manière de voir; c'est là du reste l'opinion soutenue par M. C. Leblanc dans son rapport à la Société vétérinaire en 1859 : c'est celle à laquelle la plupart des membres de la savante compagnie se sont ralliés; ce nous paraît être une entérite épizootique de forme spéciale. Quoi qu'il en soit, dans cette affection générale, la rate est hypertrophiée, gorgée de sang noir; son tissu se déchire avec la plus grande facilité; il en est de même des ganglions mésentériques.

Le sang est profondément modifié dans ses caractères physiques; dans les cas graves, il n'y a pas séparation de ses éléments; il est noir, foncé, sirupeux; quelquefois il charrie de nombreuses bulles de gaz, et souvent un liquide huileux.

Les *affections charbonneuses* se voient chez le cheval, le porc, le bœuf, le mouton, etc. ; chez ce dernier animal, le charbon prend plus spécialement le nom de *sang-de-rate*. Quelle que soit la forme que rêvet le charbon (charbon essentiel, fièvre charbonneuse, tumeur charbonneuse), le fait capital qui ressort de l'étude des lésions cadavériques, c'est l'altération profonde subie par le sang, et la rate, quelquefois démésurément grossie comme dans le charbon du mouton, participe, plus que tous les autres organes, à la modification du fluide nourricier. On a trouvé dans la boue splénique des bactéries; ce liquide inocule le charbon; il est fâcheux que l'histologie n'ait pas fait connaître d'une façon exacte la nature des altérations intimes subies par l'organe.

La *cachexie aqueuse*, appelée autrefois *pourriture* dans le langage imagé des bergers, dépend aussi d'une lésion profonde de la nutrition et d'une altération du sang. Ce qui la caractérise, en effet, c'est la pâleur et la mollesse des tissus, l'amaigrissement, la faiblesse, les infiltrations séreuses. Les globules du sang sont altérés; la partie séreuse de ce liquide est accrue notablement. La rate est rétractée, affaissée sur elle-même et considérablement décolorée. Le mouton, plus souvent que les animaux des espèces chevaline et bovine, est atteint de la cachexie aqueuse.

Les *fièvres intermittentes*, chez les animaux, niées par les uns, admises par les autres, existent en réalité ; tel est du moins l'avis des vétérinaires ayant exercé en Sologne ; on les rencontre chez le cheval, chez le chien : elles peuvent affecter le même type que chez l'homme. Quand les animaux succombent aux suites de l'empoisonnement du sang par le miasme paludéen, on trouve à l'autopsie, une *hypertrophie de la rate très-manifeste*, absolument comme dans l'espèce humaine.

Nous pourrions, poursuivant cette analyse, prendre encore plusieurs maladies générales, dans lesquelles l'altération du sang est le fait principal, et faire voir que toujours, alors que ce liquide est altéré, consécutivement la rate subit des modifications importantes ; mais celles que nous avons choisies sont assez probantes par elles-mêmes pour qu'il nous soit permis de conclure que, dans toutes les maladies générales caractérisées par une modification profonde du liquide sanguin, corrélativement la rate subit des altérations essentielles mal connues encore dans leur nature intime, mais importantes à prendre en considération au point de vue de la pathologie générale.

CHAPITRE II

PATHOLOGIE SPÉCIALE

Nous examinerons successivement les altérations traumatiques de la rate et ses maladies spéciales ; nous terminerons par l'étude des tumeurs signalées dans cet organe chez les animaux.

I. Traumatisme. — Les altérations traumatiques de la rate peuvent être de divers ordres. Il peut y avoir *contusion de la rate sans plaie* ; chez le cheval à la suite de coups de timon de voiture dans l'hypochondre gauche, on a rencontré des déchirures de l'organe ayant occasionné une hémorrhagie mortelle.

Il peut y avoir *plaie pénétrante* ; ainsi, à la suite de coups de cornes, ou à la suite de coups de fourche, ou bien encore dans des plaies par baïonnette, ou bien dans celles déterminées par des projectiles, la rate a été blessée ; dans les observations citées, une mort rapide a été la conséquence de l'hémorrhagie.

II. Congestion de la rate. — La congestion de la rate s'observe dans plusieurs circonstances. Le *Journal des vétérinaires de Lyon* (année 1848) a publié deux observations intitulées ramollissement de la rate, qui nous paraissent être une véritable congestion de cet organe. Dans la première observation, il s'agit d'un cheval de

10 ans qui tombe malade le 3 septembre ; on constata des phénomènes généraux assez graves et une douleur extrêmement vive dans
l'hypochondre gauche. Le cheval succomba le 11. A l'autopsie, la
rate avait le double de son volume naturel ; elle était d'une mollesse
telle qu'on ne put l'enlever sans la déchirer ; sa couleur était très-
brune ; sa substance semblait une pulpe noirâtre qui s'écoulait par
la moindre pression. Les vaisseaux du foie étaient également gorgés
de sang. Rien du reste de saillant dans les autres organes.

Dans la deuxième observation, le cheval, âgé de 8 ans, mourut au
bout de 17 jours, après avoir présenté les mêmes symptômes. Dans
les *Bulletins de la Société vétérinaire* (année 1855), on trouve un
rapport sur un travail de M. Heu, ayant pour titre : *Notice sur
l'apoplexie de la rate chez la vache.*

Dans une des observations, il est dit que la rate pesait 6 kilogrammes.

M. Charlier, vétérinaire à la Compagnie des petites voitures, a
fréquemment observé des congestions apoplectiques de la rate sur
les jeunes chevaux nourris avec une abondance relative à leur
arrivée au dépôt.

Chez ces jeunes animaux, souvent la mort était presque subite.
On a observé la congestion de la rate dans plusieurs cas de pylé-
phlébite (Colin, Société vétérinaire, 1860). — En même temps que la
congestion intestinale, si fréquente chez le cheval, on observe souvent la congestion de la rate. La disposition de l'appareil digestif
de cet herbivore rend compte de ce fait, car ces sortes de congestions s'observent surtout chez les chevaux, lorsque le cæcum ou
le côlon est rempli de matières alimentaires tassées, car les organes compriment alors la veine porte ; cela arrive plus particuliè·
rement aux chevaux dont la denture est mauvaise.

III. Inflammation. — On ne trouve à l'égard de la splénite, chez
les animaux, aucun renseignement certain. Professée pendant quelque temps, à Alfort, par Delafond, comme entité morbide, elle fut
plus tard abandonnée par ce professeur.

On a cité quelques cas d'abcès isolés dans la rate ; mais générale-
lement ceux-ci ne sont qu'une manifestation de l'infection purulente.

IV. Tumeurs. — On ne trouve pas à l'égard des tumeurs de la
rate de nombreux renseignements ; cependant la pathologie des
animaux possède quelques faits bien observés.

La rate peut être le siége de *tubercules*. On les trouve habituellement dans la phthisie pulmonaire de l'espèce bovine. Chez ces animaux, l'évolution du tubercule présente deux types classiques ; ou bien les tumeurs évoluent dans leurs différentes phases comme chez l'homme ; leur terminaison ultime et fatale est alors la régression graisseuse : c'est la phthisie proprement dite; ou bien les tubercules arrivent à former des tumeurs arrondies, dures, ayant le volume d'une noix, et quelquefois celui du poing. C'est leur ressemblance avec une pomme qui a fait donner à cette variété le nom de *pommelière*, à l'époque, où l'on était plus préoccupé des caractères physiques que de la structure et du mode de développement.

La rate, dans l'un et dans l'autre cas, est souvent le siége de pareilles tumeurs.

Celles de la pommelière sont principalement formées, ainsi que l'analyse l'a démontré, de phosphate et de carbonate de chaux. Sans aucun doute, comme dans les calcifications en général, les éléments cellulaires du tissu conjonctif sont infiltrés par ces sels.

Chez le cheval, en même temps que l'on constate dans le poumon des abcès nombreux enkystés, entourés d'un véritable tissu de nouvelle formation, on en trouve quelquefois de semblables dans la rate. Cette forme de pneumonie, connue dans le langage vétérinaire sous le nom de vieille courbature, ne paraît pas devoir être rattachée à la tuberculose, car le tuberculé, dans cette espèce animale, est encore à démontrer.

Dans la *morve*, dans le *farcin*, deux maladies de même nature, puisque l'une peut reproduire l'autre par inoculation, on trouve souvent dans le poumon, dans le foie, dans la rate, des granulations miliaires, ou bien des dépôts formés d'une matière blanchâtre ou jaune, d'une consistance variable, mais jamais ramollie entièrement, comme il est indiqué dans le mémoire de Gillet (*Commission d'hygiène hippique*, 1847).

Ce sont là très-probablement des produits caséeux, car les recherches de MM. Cornil et Trasbot, communiquées à la *Société de biologie*, paraissent établir que les granulations du poumon, et les glandes lymphatiques subissent des modifications résultant de proliférations cellulaires rapides, pouvant subir la transformation caséeuse.

Le *cancer* de la rate est assez fréquent. Rarement il est primitif ; le plus souvent il s est étendu par propagation, de l'estomac, ou du foie à la rate. On le trouve chez le cheval, le bœuf, mais surtout chez le chien. M. Trasbot en a rapporté plusieurs exemples ; c'est surtout le squirhe que l'on observe (*Recueil de médecine vétérinaire,* août 1869).

Une autre variété de tumeur, dérivant de la *mélanose*, s'observe également dans la rate du cheval. « La propagation de la mélanose à la rate est extrêmement fréquente. Les tumeurs secondaires que l'on trouve dans cet organe sont souvent en nombre et en volume tels, qu'elles peuvent en décupler la masse et en altérer complétement la forme. On a vu des rates infectées de tumeurs mélaniques, dont le poids était de 15 à 20 kilogrammes, et les dimensions en longueur, largeur et épaisseur, doublées et quintuplées. Au lieu d'être plane et à peu près lisse sur ses faces, comme dans l'état physiologique, la rate présente alors des bosselures sphéroïdes, ovoïdes ou mamelonnées, tendues et élastiques, de couleur brune à reflets violacés, de la grosseur du poing d'un homme et quelquefois plus. Une coupe de l'organe est marbrée de tons rouges et sépia, et ressemble un peu à celle des muscles infectés de la même néoplasie. Dans les points envahis par la tumeur, la substance de la rate a complétement disparu. On n'y retrouve aucune trace de l'organisation primitive. Leur tissu est, comme partout du reste, continu à celui de l'organe. Elles sont moins foncées en couleur que dans le tissu conjonctif et les muscles ; très-dures, résistantes, elles crient sous l'instrument tranchant et restent toujours à l'état de crudité. » (Cornil et Trasbot, *de la Mélanose,* 1868.)

TABLE DES MATIÈRES

PARIS. — IMP. SIMON RAÇON ET COMP., RUE D'ERFURTH, 1.

www.ingramcontent.com/pod-product-compliance
Ingram Content Group UK Ltd.
Pitfield, Milton Keynes, MK11 3LW, UK
UKHW020909120726
13693UKWH00003B/959